AF458865

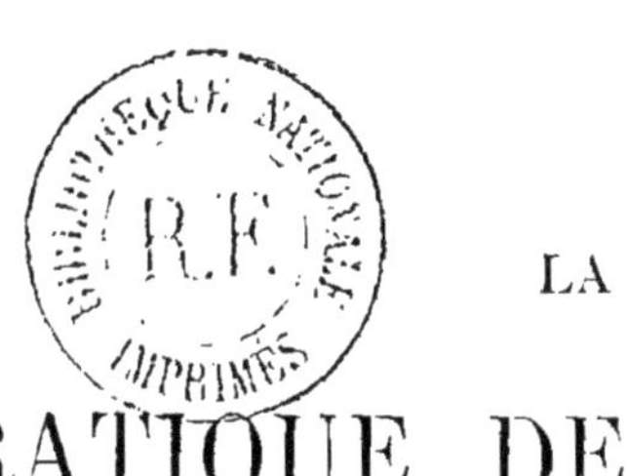

LA

PRATIQUE DE L'HYGIÈNE EN CAMPAGNE

André TOURNADE
Professeur agrégé des Facultés de Médecine
Ex Répétiteur à l'Ecole du Service de Santé Militaire
Médecin-Major de 2e classe
au 19e Bataillon de Chasseurs à pied.

LA PRATIQUE DE L'HYGIÈNE EN CAMPAGNE

PARIS

IMPRIMERIE-LIBRAIRIE MILITAIRE UNIVERSELLE
L. FOURNIER
(En face le Ministère de la Guerre)

1916

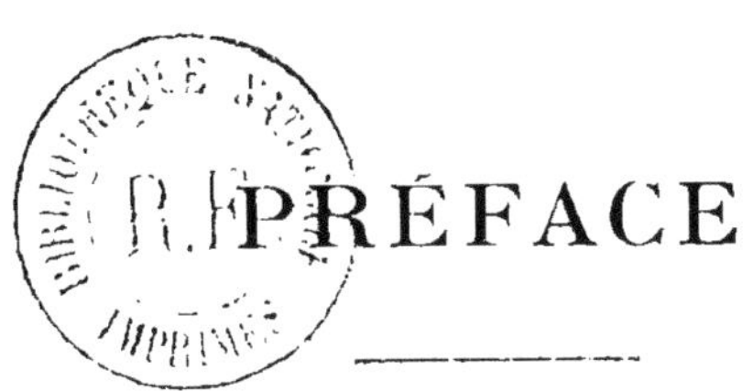

PRÉFACE

Le médecin militaire ne saurait se contenter d'être chirurgien ou thérapeute exercé. Il doit encore s'improviser, au gré des circonstances, hygiéniste, épidémiologiste, administrateur, médecin légiste, etc.

Pour l'aider à remplir ces rôles multiples, il existe bien — indépendamment du règlement et de ses notices — toute une littérature qui traite du Service de Santé en campagne, de l'hygiène et des maladies du soldat. La plupart de ces ouvrages, très documentés, jouissent d'une estime que leur valeur explique et justifie.

Il m'a paru, cependant, qu'ils laissaient place à un nouveau manuel, allégé délibérément de toute considération tactique ou scientifique, *et plus riche de recettes que de préceptes ;* une sorte de formulaire qui enseignerait les procédés de fortune, faciles à réaliser partout, pour la meilleure application des lois de l'hygiène, et qui, en outre, rappellerait les principales caractéristiques des formations sanitaires et les règles de leur fonctionnement.

Tel est le but que je me suis proposé d'atteindre.

Des divers renseignements que j'ai rassemblés ici, il en est peu, à la vérité, qui m'appartiennent en propre. J'en ai recueilli la plupart dans certaines formations de la 1re armée, et principalement du 6e corps où ils avaient connu l'épreuve du temps et de l'usage.

Beaucoup m'ont été signalés par mon maître, M. le Médecin principal Rouget, que je ne saurais trop remercier de cette nouvelle preuve d'amitié.

Le reste, je l'ai puisé dans les nombreuses instructions de la Direction Générale du Service de Santé. J'ai eu le soin, chaque fois, de signaler ces emprunts, en indiquant, en particulier, la date et le numéro d'ordre des circulaires analysées, afin de permettre au lecteur de se reporter, pour plus amples détails, au texte original lui-même.

J'ai, de parti-pris, renoncé à un exposé systématique, lui préférant, pour le classement des matières, l'ordre alphabétique. La recherche en sera facilitée.

Cet avantage pouvait m'inciter à multiplier les titres et à fragmenter l'étude des questions, au détriment de leur unité et de leur clarté. Je me suis gardé, j'espère, de cet écueil, en confiant surtout à une table très détaillée le soin de préciser à quel article principal du texte se trouve mentionné tout renseignement de second ordre.

Tel qu'il est le Formulaire-répertoire, que j'offre à mes camarades, officiers et médecins, n'a d'autre but que de leur venir en aide, aux heures d'embarras.

Je ne sais si j'ai su réaliser l'œuvre utile que je projetais. Mais qui me reprochera de l'avoir tentée ?

A. T.

LA PRATIQUE DE L'HYGIÈNE EN CAMPAGNE

ALIMENTATION EN CAMPAGNE

(Livre de cuisine militaire aux manœuvres et en campagne vol. 7 *ter*, Ed. méth. du *B. O.*)

I. — Rations et substitutions

COMPOSITION DES RATIONS DE VIVRES ET DE TABAC
(Circ. du 4 février 1916).

DENRÉES			RATION DE VIVRES de réserve	RATION FORTE	RATION NORMALE
			Kilogr.	Kilogr.	Kilogr.
Pain	Ordinaire		»	0 750	0 750
	Biscuité		»	0 700	0 700
	De guerre		0 500 (1)	0 600 (2)	0 600
Vivres-viande	Viande fraîche		»	0 450	0 400
	Viande de conserve				
	Assaisonnée		0 200	0 300	0 300
Vivres de Campagne					
Petits vivres	Légumes secs ou riz		»	0 100	0 060
	Sel		»	0 020	0 020
	Sucre		0 080	0 032	0 021
	Café torréfié	en tablettes	0 036	»	»
		en grains ou en tablettes	»	0 024	0 016
	ou Café vert		»	0 0285	0 016
Lard (chaque fois que l'on distribue de la viande fraîche)			»	0 030	0 030
Potage salé (distribué en principe en même temps que la viande de conserve)			0 050	0 050	0 050
Chocolat (renfermé en principe dans une boîte métallique d'une contenance de 2 rations)			0 125	»	»
Vin			»	0 l. 375	0 l. 25
ou Bière			»	0 l. 75	0 l. 50
ou Eau-de-vie			»	0 l. 0625	0 l. 0625
Tabac (3)	Caporal pour officiers		0 020	0 020	0 020
	Cantine pour troupe		0 020	0 020	0 020

(1) 10 galettes en moyenne.
(2) 12 galettes en moyenne.
(3) Le tabac caporal est distribué au kilogramme. Le tabac de cantine est distribué à raison de 1 paquet de 100 grammes par homme pour 5 jours.

ÉQUIVALENCES DES SUBSTITUTIONS ALIMENTAIRES

On peut remplacer la ration de viande de bœuf par :

	Ration forte (0 kg. 500)	Ration norm. 0 kg. 400
Veau, mouton, porc, lapin, cheval, poisson frais	0 kg. 500	0 kg. 400
Boudin, œufs, fromage mou	0 kg. 375	0 kg. 300
Morue salée	0 kg. 300	0 kg. 250
Lard fumé	0 kg. 300	0 kg. 250
Cervelas, viande fumée, viande d'Amérique ou d'Australie fumée ou marinée et salée, thon mariné, hareng salé, sardines salées	0 kg. 250	0 kg. 200
Fromage de Gruyère ou de Hollande, Chester, Roquefort, Parmesan	0 kg. 250	0 kg. 200
Saucisses ou saucisson fumé, hareng fumé	0 kg. 200	0 kg. 150
Sardines à l'huile	0 kg. 150	0 kg. 100
Morue sèche, poudre de viande	0 kg. 125	0 kg. 100
Lait de vache	3 l.	2 l. 1/2

La ration de légumes secs ou de riz peut être remplacée par :

	Ration forte (0 kg. 100)	Ration norm. 0 kg. 060
Pommes de terre	0 kg. 750	0 kg. 450
Navets, carottes et choux	1 kg.	0 kg. 600
Choucroute	0 kg. 600	0 kg. 360
Conserves de légumes	0 kg. 120	0 kg. 070
Farine de froment	0 kg. 100	0 kg. 060
Pâtes d'Italie (nouilles, vermicelle, etc.)	0 kg. 100	0 kg. 060
Farine de maïs	0 kg. 100	0 kg. 060
Fromage de Gruyère ou de Hollande	0 kg. 070	0 kg. 040
Fromage mou	0 kg. 110	0 kg. 060

Il est certain que ces rations sont quantitativement plus que suffisantes : le bon état d'entretien des hommes, les restes de pain et d'aliments divers jetés aux ordures dans les cantonnements le démontrent à l'évidence. De cette alimentation, c'est plutôt l'uniformité qu'on peut critiquer et qu'on doit corriger à la fois par des achats de légumes frais, de fromage, etc., au moyen des bonis et par plus de variété dans la préparation même des repas.

II. — Principales denrées alimentaires. Expertise, protection, préparation.

(G. SALLE. *Aide-Mémoire du Médecin Militaire*).

VIANDES

La viande est offerte sous quatre formes principales : viande fraîche, congelée, protégée et de conserve.

1° VIANDE FRAÎCHE

Expertise

1° *De la bête sur pied.* — La bête en bonne santé se reconnaît à sa peau souple, son poil lisse, son mufle frais, son œil brillant. Les flancs sont animés de mouvements peu fréquents (15 à 18 à la minute) ; son pouls perçu à la base de la queue, bat à 45, 50 ; elle se couche pour ruminer.

Au contraire, la bête malade a le poil piqué, le mufle sec et chaud, les yeux ternes et larmoyants ; elle porte la tête basse, offre une respiration rapide, une rumination irrégulière.

Ne pas accepter d'animaux au-dessous des poids suivants : pour le bœuf, 250 kgr. ; la vache, 150 kgr ; le mouton, 22 kgr ; le veau d'un mois, 70 kgr.

2° *De la bête abattue.* — Elle doit être présentée les viscères adhérents, la plèvre pariétale recouvrant intégralement la face interne des côtes et n'avoir pas été soufflée.

La VIANDE SAINE de bœuf présentera les caractères suivants : *chair* ferme, élastique ; *tissu cellulaire* très blanc, d'odeur douce et fraîche, sans infiltration, sans suintement de sérosité à la coupe ; *graisse du bassin* ferme et onctueuse au toucher ; *moelle des os longs* des membres postérieurs ferme, blanc rosé ; des extrémités antérieures plus jaune et de la consistance du miel ; *section des vertèbres* rose vif, sans infiltration ni tache de sang ; *plèvres* lisses, brillantes, transparentes et intactes ; *vaisseaux* absolument vides de sang ; *ganglions* de volume normal offrant à la coupe une teinte ambrée, une surface lisse et régulière ne laissant exsuder qu'à peine un peu de suc.

La VIANDE MAUVAISE se remarque au contraire par sa *chair* flasque, maigre, visqueuse, de couleur lavée, saigneuse ou tachetée ou encore acajou ou saumonée, souvent parsemée d'infiltrations sanguines ; l'odeur en est fade, acide ou fétide, quelquefois médicamenteuse ; les fibres en sont longues et sèches pour les vieille bêtes ; molles, pâles, spongieuses, gélatineuses pour les trop jeunes ; le *tissu cellulaire* est blanc sale, infiltré ; la *moelle des os* plus ou moins fluide, quelquefois brunâtre, n'emplit pas le canal ; la coupe des *vertèbres* est sans netteté, terreuse ou noire ; la *graisse* peu abondante, pâle, injectée, à peine onctueuse au toucher, ressemble à de l'huile figée ; les *ganglions* peuvent être augmentés de volume, hématiques, suppurés ou caséeux. (Sont surtout à examiner les ganglions vertébro-costaux, le long de la colonne vertébrale ; intercostaux antérieurs sous la face profonde du plastron sterno-costal au niveau des 3e, 4e et 5e espaces intercostaux ; les ganglions sous-atloïdiens, rétro-pahryngiens, maxillaire, parotidiens et le gros ganglion du paleron).

Le rendement de la viande nette (c'est-à-dire le rapport du poids de la viande nette au poids brut de l'animal sur pied) pour des bêtes de qualité moyenne est de 50 à 54 % chez le bœuf ; de 46 % à 54 % chez la vache, selon qu'elle est vieille ou jeune ; de 60 % chez le veau ; de 50 % chez le mouton.

Pour calculer rapidement et approximativement ce rendement, ajouter les 4/7e du poids vif à ce poids lui-même et diviser par 3. D'une manière générale on compte autant de rations que l'animal sur pied pèse de kilogrammes (SALLE).

Le rendement de la viande cuite est en moyenne de 35 à 38 %. Dans les hôpitaux il doit atteindre 46 %.

Mesures de protection

Pour éviter que la viande fraîche ne s'altère, surtout pendant la saison chaude, des mesures rigoureuses doivent être prises par le commandement afin de réduire au minimum l'intervalle entre le moment de l'abat et celui de la consommation. Le transport rapide par automobiles R. V. F., spécialement aménagées, pourvues de crochets de suspension et ventilées par des ouvertures grillagées, facilite singulièrement la solution du problème.

Quand la viande est tardivement distribuée et que, pour une raison quelconque, on doive ajourner sa consommation, il faut du moins la faire cuire, ou, si le temps manque, la débiter en morceaux et l'ébouillanter dix minutes ; après quoi, on la retire des marmites et on la pend à l'air libre jusqu'au départ. On la saupoudre alors de sel fin, on la place dans un sac suspendu dans une voiture, en se gardant surtout de jamais la transporter enfermée dans une gamelle ou une marmite.

Préparation culinaire

Soupe à la viande. — Sa préparation offre cet avantage de n'exiger que des moyens rudimentaires, d'être à la portée du cuisinier le moins expert, de procurer un aliment chaud et réconfortant.

On lui peut reprocher, par contre, le temps trop long qu'elle exige, le peu de digestibilité et de sapidité de la viande, dont le meilleur des sucs s'est dissout dans le bouillon.

Les proportions à observer sont les suivantes : 1 livre de viande, 1 litre d'eau et 10 gr. de sel. Pour obtenir un bon bouillon et une viande passable on portera doucement à l'ébullition le contenu de la marmite, et cette ébullition sera entretenue, modérée, pendant quatre heures. On ajoutera les légumes frais (ou secs) et on laissera cuire le tout encore deux heures.

Le bouillon de mouton est peu agréable, celui de veau laxatif, celui de cheval semblable à celui de bœuf.

Viande rôtie. — Le plus communément, la viande est mise à griller ou à frire dans le couvercle de la marmite, soit à feu vif, soit avec un peu de graisse. Le four improvisé décrit ailleurs (v. p. 62) permet d'obtenir facilement et rapidement des rôtis parfaits.

A défaut de four, la viande embrochée d'une manière quelconque est maintenue au-dessus d'un brasier, la broche improvisée reposant sur deux petites fourches de bois plantées en terre (procédé arabe). Ou bien encore la viande, désossée, est roulée serrée dans un morceau de toile, puis plongée dans l'eau bouillante à raison d'un quart d'heure par livre ; la cuisson ainsi réalisée donne une chair saignante et juteuse (procédé anglais).

En règle générale, la viande doit être toujours bien cuite, surtout celle de porc. Quand elle est trop fraîche et menace d'être dure, il faut, avant toute préparation, la battre fortement à plat.

2° Viande frigorifiée

Protection et traitement

(Circ. 5.033/DA du 20 mai 1915)

Pendant la saison chaude les viandes congelées n'exigent pas moins de précaution dans leur transport et leur manipulation, que la viande fraîche.

Au sortir des wagons frigorifiques, la viande est d'abord chargée sur les automobiles R. V. F. ; il est indispensable de suspendre les quartiers et d'éviter qu'ils ne soient au contact les uns des autres. Lorsque l'emploi de voitures, non aménagées, ne permet pas cette suspension, il faut tout au moins recouvrir le plancher d'un caillebotis sur lequel on range les quartiers les uns à côté des autres, en les isolant avec de la paille pour éviter la compression, facteur très actif d'altération des viandes. Ces mêmes précautions de suspension et d'isolement doivent être également prises dans les voitures régimentaires. En outre, il faut que tous ces véhicules soient aérés le plus possible, mais par des fenêtres garnies de toile métallique pour empêcher l'accès des mouches. Il n'est pas moins essentiel de tenir les voitures en parfait état de propreté, de les laver journellement avec une solution de carbonate de soude et d'éviter en particulier à la viande qu'on transporte, tout voisinage avec les substances odorantes, pétrole, essence, caoutchouc ; car les tissus s'imprègnent très vite, et d'une manière persistante, d'un goût qui les rend immangeables.

Le déchargement des wagons frigorifiques, ainsi que le transport par voitures R. V. F. et régimentaires, doivent être réglés de telle sorte qu'ils s'effectuent en dehors des heures de grande chaleur. Les transbordements de voiture à voiture seront réduits le plus possible, les centres de livraison choisis à l'abri de la chaleur et de la poussière.

S'il est nécessaire de placer la viande dans un local avant

de la distribuer ou de la cuire, ce local devra être aéré, sec, à l'abri de la poussière et des mouches ; les quartiers seront suspendus ou tout au moins isolés.

Un délai de quarante-huit heures *au maximum* (réduit à 30 ou 36 heures quand il s'agit de mouton) doit s'écouler entre le moment où on ouvre le wagon frigorifique et celui où commence la cuisson de la viande.

Si la viande est en partie décongelée, il ne faut pas conclure hâtivement, de son aspect peu engageant, qu'elle est avariée. Quand il existe un commencement de décomposition, le phénomène est d'abord limité, pour les viandes congelée, toujours à la superficie et un simple parage permet d'enlever les parties altérées et de garder pour la consommation les parties centrales, non encore réchauffées, par là même préservées.

Préparation culinaire

Les viandes congelées se prêtent à tous les procédés de préparation des viandes fraîches. La cuisson doit, en tous les cas, suivre de près la distribution.

Il faut éviter de laisser séjourner la viande, en voie de décongelation, dans des plats où s'écoule et se perd une partie de ses sucs nutritifs. Par contre, il n'y a aucun inconvénient à soumettre à la cuisson cette viande, quelque soit encore son état de congélation et quel que soit le mode de cuisson employé (soupe, ragoût, rôti...).

Pour les bouillis et ragoûts, on évitera une ébullition trop rapide, la viande décongelée ayant tendance à se désagréger plus facilement que la viande fraîche. A cet effet, il faudra la mettre dans l'eau froide ou tiède dont on élèvera peu à peu la température.

Pour les rôtis et grillades, au contraire, il faudra commencer par une cuisson extérieure rapide qui empêchera la viande de perdre une partie de son jus.

3° VIANDE PROTÉGÉE

(Circ. DA du 8 octobre 1914)

La viande protégée est cuite comme un pot-au-feu, puis est enveloppée d'une double couche de gélatine et d'une mousseline qui en assure la conservation. Cette conservation est certaine pendant dix à douze jours à partir du moment de la cuisson, très probable pendant deux ou trois semaines.

La viande découpée par tranches, sa couche extérieure se détache comme la peau d'un saucisson ; lorsqu'on veut désenrober le morceau tout entier, il suffit, comme l'indique l'étiquette, de le tremper quelques minutes dans l'eau très chaude ; l'enveloppe s'enlève comme un gant.

Cette viande ayant été cuite avec tous les condiments nécessaires, peut être mangée telle quelle. Néanmoins elle est assez fade et peu goûtée du troupier. Aussi vaut-il mieux l'offrir préparée à la vinaigrette par exemple, ou en salade aux pommes de terre, ou encore réchauffée et relevée d'une sauce (bourguignonne, au vin, aux oignons, etc...).

4° Viande de conserve

Elle est ordinairement livrée en boîtes de 300 gr. qui représentent une ration forte individuelle. Cette quantité équivaut à 630 gr. environ de viande en quartier.

Lorsque la viande de conserve est distribuée comme vivres de jour, en remplacement de viande fraîche, elle est allouée sur la base de la ration normale : 250 gr. correspondant à 450 gr. de viande fraîche, soit une boîte de 1 kgr. pour 4 rations.

Quand on distribue la viande de conserve au titre de vivres de réserve, la ration est toujours de 300 gr. (Circ. 2140/DA du 17 août 1915).

Certaines marques, d'origine américaine, contiennent par boîte 340 gr. net de viande, au lieu de 300. Ces boîtes ne peuvent pas être distribuées à titre de ration individuelle, ni entrer dans la constitution des vivres de réserve, mais doivent s'utiliser au titre de vivres du jour pour l'alimentation collective, et compter pour leur poids réel. (Note 55/DA du 7 août 1915).

Expertise

On ne doit pas consommer les conserves dont l'odeur serait désagréable, la gelée liquéfiée opalescente ou trouble, la viande flasque et décolorée. Pour éviter les causes d'altération *il ne faut ouvrir les boîtes qu'au moment du besoin.*

Préparation culinaire

La viande de conserve peut être consommée froide, nature, ou en salade, ou à la vinaigrette, ce qui est le mode généralement préféré. On peut aussi l'employer à des repas chauds, cuite au roux ordinaire avec des oignons hâchés fins, soit en rata : la viande, chauffée dans sa boite dix minutes au bain-marie, est alors mélangée à des légumes qu'on a fait cuire à part. On ne tentera pas d'en faire de la soupe, car la viande s'effilocherait en charpie. Mieux vaudrait faire une soupe maigre et y ajouter la viande de conserve au dernier moment.

Les potages salés sont, d'ailleurs, destinés, en principe, à être consommés en même temps que la viande de conserve. Leur mode de préparation est fort simple et rapide : on commence par délayer la tablette de 50 gr. dans environ 100 gr. d'eau. On ajoute ensuite à peu près un demi-litre d'eau ; on fait bouillir trois ou quatre minutes au plus. Le produit étant assaisonné, il n'y a plus qu'à y ajouter le pain.

PAIN

Pain ordinaire de munition

Caractères. Expertise. — Le pain de munition, de forme discoïde (27 cm. de diamètre sur 9 cm. 5 de haut), ne doit pas présenter plus de trois baisures, car c'est à leur niveau que se produit l'évaporation. Du poids de 1.500 gr., il comporte deux rations de 750 gr.

La croûte ne présentera ni soufflures, ni crevasses, indices de fermentation anormale ; à la partie supérieure elle doit être brune, grise à la partie inférieure. Le pain sera sonore et élastique ; si on le presse entre les doigts, il reprendra ensuite sa forme primitive : le défaut d'élasticité dénote une mauvaise qualité du gluten, donc de la farine. A la coupe, la croûte ne sera pas trop épaisse et la mie présentera des yeux régulièrement arrondis, mais non anfractueux.

Les altérations les plus fréquentes du pain sont les moisissures vertes, noires, blanches ou même orangées provoquées par les diverses variétés d'aspergillus, de penicillium, d'oïdium... sous l'influence de l'humidité et à la faveur d'une médiocre qualité de la farine. « Tout pain portant des traces de moisissures doit être refusé. » (Note 2.678/DA du 14 nov. 1915.)

Au cours de sa manutention, de son transport, de sa distribution, le pain est continuellement exposé à de multiples souillures de surface ; sur ce point, comme sur bien d'autres, le soldat est, en effet, d'une insouciance déconcertante : pour prévenir le plus possible ce danger de contamination; la note 2.748/DA du 8 mai 1915 a prescrit cependant l'ensachement du pain dans les sacs de distribution.

Pain biscuité

C'est le pain ordinaire qui a subi une cuisson prolongée ; par là ce pain est plus sec, réduit de poids (1.400 gr.) et de dimensions (23 cm. de diamètre sur 9 cm. de haut) ; mais sa durée de conservation est alors de dix-huit à vingt jours.

Pain de guerre

C'est l'ancien biscuit, additionné de levain. Il se présente sous la forme de petites galettes de 70 × 65 × 25 m/m, pesant en moyenne 50 gr. Il entre pour 500 gr. dans la constitution des vivres du sac. Sa durée de conservation est d'un an.

Le pain de guerre est peu goûté du troupier ; sa dureté invite à le faire tremper dans l'eau avant consommation : en fait il est d'une digestion difficile et provoque souvent la diarrhée. Notons qu'il est assez fréquemment infesté de larves. Il reste un aliment de nécessité et d'exception.

La préparation suivante en fera peut-être accepter plus volontiers l'absorption : mettre détremper les biscuits dans de l'eau, ou mieux dans du lait, jusqu'à ce qu'ils soient bien gonflés et ramollis, puis les retirer, les égoutter et les faire frire dans la graisse, où ils doivent baigner entièrement ; les retirer, les saupoudrer de sucre et les aromatiser, si possible, de rhum ou de kirsch. Telle est la formule de cet entremets de campagne.

LÉGUMES

Ce sont surtout les légumes secs (haricots, lentilles, pois cassés, julienne, etc.), et le riz, qui entrent, avec les pommes de terre, dans la composition de la ration de campagne, en raison même de leur transport et de leur conservation faciles. Mais ces avantages, qui justifient le choix de l'Intendance, laissent assez indifférent le troupier. Ses goûts, à lui, le portent à préférer les légumes frais : choux, carottes, navets, pommes de terre, etc..., achetés avec les bonis et au moyen desquels il améliore volontiers son pot-au-feu et corrige le caractère trop exclusivement carné de son alimentation.

Le *riz* est si peu apprécié des hommes qu'à deux reprises des circulaires (*B. O.* P. P., p. 21, 1er janvier 1915 et 7.564/DA du 25 juillet 1915) ont essayé de lui regagner quelque faveur, en précisant le meilleur mode de préparation. Il est, en effet, facile et avantageux de faire cuire le riz à la vapeur : le grain reste entier, garde tous ses sels nutritifs, devient plus agréable à manger. Or, pour réaliser cette cuisson, il suffit de disposer un plateau percé de trous (tel le fond d'une large passoire) à peu près à mi-hauteur du récipient utilisé ; on verse alors dans ce récipient une petite quantité d'eau en ayant soin que le niveau en soit nettement au-dessous du fond de la passoire. On met le riz, préalablement lavé et débarrassé de ses poussières, sur cette passoire et on ferme aussi hermétiquement que possible la marmite, au besoin en lutant le couvercle avec un linge mouillé ; puis on fait bouillir. Dès que la vapeur atteint une certaine pression et soulève un peu le couvercle, il suffit d'entretenir doucement le feu.

Ce procédé peut également être employé pour cuire les haricots, les pâtes, les pommes de terre en robe de chambre...

En ce qui concerne les *haricots*, dont certaine espèce originaire de l'Inde (Phaseolus lunatus) contient de l'acide cyanhydrique, la Direction de l'Intendance (Note 19.066-2/5 du 27 sept. 1915) a rappelé aux Corps de troupe et Services la nécessité de faire procéder à l'analyse de ceux de ces légumes qui ne sont pas livrés par les Stations-Magasins. La recherche de l'acide cyanhydrique, telle que l'indiquait la circulaire du 23 avril 1906, comporte les temps suivants :

1° Tremper une feuille de papier buvard dans une solution aqueuse d'acide picrique à 1 %, et laisser sécher ; 2° imprégner cette feuille de papier d'une solution de carbonate de soude à 1 p. 10 et laisser sécher ; 3° broyer les haricots et verser le produit de broyage dans un tube ; 4° suspendre le papier préparé à la partie supérieure du tube qu'on bouchera d'un bouchon de liège. Le papier qui, après la préparation ci-dessus, était coloré en jaune, deviendra de couleur orangée en présence des haricots en question.

En alternant, dans les livraisons et les achats, le riz avec les pâtes, les pommes de terre, les divers légumes secs ou frais, les confitures... on réalisera des menus périodiques, suffisamment variés pour conjurer la satiété. (Note 1541/DA du 9 novembre 1915).

Dans le même but, on ne dédaignera pas les ressources que peuvent offrir les légumes et les salades sauvages. Dans un de ces articles, au style enjoué, dont il a le secret, le Dr Helme rappelait récemment tout le parti qu'on pouvait tirer de la mâche, de la patience, de la barbe-à-bouc, et même de l'ortie, comme succédanés de l'épinard, ou encore de la moutarde des champs, de la bourse à pasteur, des oseilles sauvages, de la chicorée, etc... Si l'hygiène condamne la consommation des légumes herbacés en salade et crus, elle souscrit, au contraire, sans réserve au mode de préparation suivant : « faites blanchir l'ortie (la barbe-à-bouc ou la moutarde, etc.) à l'eau salée ; dès qu'elle est cuite, exprimez-en l'excès d'eau ; puis préparez un roux clair, ainsi confectionné : un peu de graisse ou de beurre, si le sort vous favorise, et un peu de farine. Remuez le tout sur le feu, mouillez d'eau et dans ce roux jetez vos légumes blanchis. Si vous voulez que votre mets soit meilleur encore et plus complet, ajoutez-y du riz cuit et une pincée de fromage de gruyère. » (Helme. *Le Temps*, 28 février 1915.)

Les *champignons*, en raison des risques d'intoxication qu'ils font courir, seront absolument proscrits. De même, on interdira les *fruits verts*, qui déterminent si facilement de la diarrhée et favorisent l'éclosion des infections intestinales.

III. — La préparation des repas

Si, au cantonnement, la préparation des repas n'offre guère de difficulté, il n'en est plus de même en marche ou à la tranchée. Envisageons ces divers cas.

Dans un cantonnement où la troupe stationne et se repose, on installera de vraies cuisines sous abris. A la cuisine roulante on adjoindra des fourneaux et des fours improvisés qui permettent un peu plus de variété des préparations culinaires.

La malpropreté proverbiale des cuisiniers invite à surveiller de très près ces installations et leurs abords : les détritus de toutes sortes (épluchures de légumes, déchets de viande, restes d'aliments...) doivent être enfouis, après mélange avec de la chaux vive, dans une fosse spéciale à ordures, ou mieux incinérés, soit dans le foyer même de la cuisine roulante, soit dans un four crématoire voisin. Les eaux grasses, recueillies dans des baquets, des tonnelets hors de service munis de couvercles, seront déversées dans des puisards journellement désinfectés au chlorure de chaux par exemple, ou au crésyl, et comblés dès qu'ils sont à demi pleins. C'est une habitude invétérée chez le troupier, de frotter et nettoyer ses ustensiles de cuisine et de campement avec de la terre : il faut lui faire comprendre les dangers d'une telle pratique et l'obliger à utiliser, pour le récurage des plats et marmites, les cendres du foyer évidemment aseptiques et riches en sels de potasse. De même, la planche à découper, après chaque distribution, doit être soigneusement dégraissée et débarrassée des débris de viande qui la souillent, par un lavage avec de l'eau chaude, additionnée de cendres ou de carbonate de soude. D'autre part, pour protéger les denrées diverses contre les poussières, les mouches, bref toutes les souillures qui les menacent, il faut prévoir et aménager un magasin à vivres ou garde-manger improvisé, à parois de treillis métallique ou de simple gaze. Le cuisinier lui-même doit être vêtu proprement et ne manipuler et préparer les vivres qu'après s'être lavé les mains.

Toutes ces prescriptions, si simples soient elles, ne sont d'ailleurs mises en œuvre qu'autant que le médecin et le commandant de l'unité l'exigent par une surveillance constante.

En route, la préparation des repas est simplifiée par l'emploi, depuis longtemps généralisé, des cuisines roulantes. Parfois, cependant, un détachement isolé devra se contenter d'un repas froid que chaque homme emporte avec lui ; par les temps chauds, le morceau de viande froide, qui constitue d'ordinaire le plat de résistance, ne doit jamais être placé dans la gamelle hermétiquement fermée, mais bien dans le petit sachet à sel où il se conservera parfaitement.

Pendant le séjour en tranchées, c'est encore par la cuisine roulante qu'est assurée la cuisson des aliments : les repas sont préparés à l'arrière, puis transportés de nuit au voisinage des troupes où les corvées de ravitaillement viennent en prendre livraison. Mais encore deux difficultés doivent-elles être résolues : celles du transport et du réchauffage de ces aliments.

Qu'on imagine ce que peut être le cheminement de nuit, dans des boyaux étroits, tortueux, boueux, au sol inégal et glissant, du pauvre diable de troupier en corvée de soupe : les mains encombrées, il a peine à conserver son équilibre, à chaque instant menacé pour le plus grand préjudice de sa charge. La grande affaire pour lui serait d'avoir les mains libres, et c'est pour ce résultat qu'il s'ingénie. Dispose-t-il, par exemple, d'un pot de laitier pour le transport des liquides, soupe ou « pinard » ? il le fixe sur le dos, comme un « Vermorel », à l'aide de deux courroies de cuir qui, nouées à l'anse supérieure, passent en bretelles en avant des épaules et viennent se rattacher par un crochet quelconque au rebord inférieur du récipient. De même, les pains de munitions sont enfilés, au mépris de l'hygiène, le long d'une perche quelconque qu'on porte à deux sur l'épaule. La solution de choix nous semblerait dans l'emploi de la hotte du chiffonnier ou du crochet du portefaix.

Quant au réchauffage des aliments, dans la tranchée même, sa nécessité se déduit des troubles gastro-intestinaux qu'engendre rapidement l'ingestion répétée de repas toujours froids. C'est ici que les braseros au coke et au charbon de bois, les réchauds à l'alcool solidifié trouvent leur justification : ils permettent, par surcroît, la préparation des boissons toniques et chaudes qui constituent, l'hiver, un des meilleurs moyens de préserver l'organisme contre les accidents que le froid engendre ou favorise.

IV. — Fraudes alimentaires. Leur recherche et leur répression

(Circ. 4.088/DA du 31 août 1915 ; 2.179/DA du 18 nov. 1915 ; 9.999/S du 25 nov. 1915

A diverses reprises, le Commandement et la Direction du Service de Santé ont rappelé la double nécessité d'exercer un rigoureux contrôle des denrées alimentaires et d'assurer la répression des fraudes constatées.

Dans chaque cantonnement, il appartient au médecin-chef de s'enquérir de la qualité des produits offerts et mis en vente par les commerçants et les mercantis.

On doit d'ailleurs opérer une distinction entre les denrées provenant des achats particuliers et les denrées livrées aux troupes soit par achat direct, soit par le service du ravitaillement.

« I. *Achats particuliers.* — Si les denrées présentent à première vue des altérations évidentes, capables de constituer un danger immédiat pour la santé des troupes, le médecin les signale sans délai au commandant du cantonnement, qui prend à l'égard du fournisseur les mesures nécessaires (Etablissement consigné à la troupe).

Si elles paraissent seulement suspectes, il les prélève entre les mains des hommes (et non chez les fournisseurs), après en avoir avisé le commandant du cantonnement. Il en rend compte au Médecin Divisionnaire, qui prescrit les analyses au Laboratoire de toxicologie du G. B. D. Les résultats de ces dernières sont remis par le chef du Laboratoire au Médecin Divisionnaire qui en adresse une expédition au Général commandant la Division et une autre au commandant du cantonnement pour que celui-ci prenne des mesures adéquates aux constatations effectuées.

II. *Denrées livrées aux troupes : Achat direct ou ravitaillement.* — Les fraudes dont les denrées de cette catégorie sont l'objet peuvent, sur les constatations du Service de Santé, entraîner des poursuites judiciaires. Pour que ces dernières puissent aboutir en justice, il est nécessaire de se conformer strictement aux prescriptions légales relatives : aux prélèvements d'échantillons, à la mise sous scellés, à la rédaction des procès-verbaux, etc..., telles qu'elles sont indiquées dans les articles du titre IV de l'Instruction pour l'application du décret du 5 juin 1908, sur la répression des fraudes dans l'Armée. (*B. O.*, Marchés et Répression des fraudes. Vol. 25/2.) »

AMÉNAGEMENT DES LOCAUX

Blanchiment.

Mesure de choix quand il s'agit de nettoyer et de désinfecter un local fait de matériaux grossiers.

Employer un lait de chaux à 20 % *additionné de 1 à 2 grammes d'alun* par litre, pour faciliter l'adhérence au mur. On gagnera du temps à substituer au badigeonnage classique la pulvérisation avec une pompe à blanchir ou un appareil du type Vermorel, à la condition de n'utiliser du lait de chaux que le liquide surnageant après sédimentation.

Le blanchiment peut s'appliquer directement sur des murs recouverts encore de tapisserie sans qu'il soit nécessaire de mouiller et de décoller le papier.

Il se complète en tout cas heureusement par le tracé au pinceau, d'une petite bordure inférieure, de teinte ocre. La couleur utilisée est un mélange d'ocre jaune et rouge en poudre, d'abord dissout dans de l'eau, puis ajouté progressivement au lait de chaux jusqu'à obtention de la teinte voulue.

Cloisonnement de toile tendue sur cadre.

Dans le cloisonnement des locaux (grange, hangar, salle d'école, etc.), des claies, des paillassons tressés, des couvertures constitueront des parois de fortune à employer d'urgence, faute de mieux, car ces procédés sont médiocres : les claies réalisent une protection insuffisante, les paillassons s'infectent facilement de vermine et doivent être fréquemment brûlés et remplacés, les couvertures sont exposées aux souillures et aux accrocs et ne peuvent être qu'accidentellement et temporairement détournées de leur destination normale.

Il est préférable de fabriquer des cadres de bois sur lesquels sera tendue et clouée de la toile grossière (toile de sacs réformés, toile d'emballage). On recouvrira la paroi ainsi constituée d'un enduit à la colle Totin et au blanc fixe. Economie, rapidité d'exécution, propreté, désinfection facile, tels sont les avantages qui plaident en faveur de ce procédé.

1° Calculer la quantité de colle nécessaire en comptant une feuille de colle Totin pour 3 m² de surface à recouvrir ;

2° Laisser tremper vingt-quatre heures dans l'eau froide les feuilles de colle. Puis faire bouillir pour obtenir la dissolution ;

3° D'autre part, dans un récipient distinct, on aura mis également à tremper 1/2 kgr. de blanc d'Espagne par feuille de colle ; après rejet de l'eau qui surnage, mélanger la pâte de blanc avec la colle disssoute, battre le tout ;

4° Ne se servir de la peinture ainsi préparée que lorsqu'elle sera refroidie et offrira la consistance de la graisse.

Passer deux couches à quelques heures d'intervalle.
Le kgr. de colle Totin compte 25 feuilles et coûte 2 francs, le blanc d'Espagne est de 0 fr. 25 le kgr.

Cloisonnement translucide.

Pour conserver l'accès d'une lumière diffuse dans le segment de salle qu'on isole, il peut être nécessaire d'utiliser une cloison translucide. On obtiendra ce résultat en tendant sur un cadre de la dimension voulue une toile genre calicot imprégnée légèrement d'huile de lin.

Claies.

Les claies servent à des usages multiples ; par exemple de bordure autour des litières de paille de couchage ; de paroi ou de couverture pour les abris improvisés (cuisines, écuries, feuillées...) ; de caillebotis dans les tranchées et boyaux envahis par la boue ; de charpente coffrant une excavation dans un sol meuble pour prévenir les éboulements ; de brancard improvisé ou de plancher flexible pour approprier des chars sans ressort au transport des blessés ; de sommier dans la confection des lits improvisés...

Le troupier, et, dans les formations sanitaires, le personnel infirmier doit donc être très familiarisé avec leur confection.

Deux procédés suivant qu'on recherche la solidité ou l'élasticité :

1° Claie ordinaire

Matériel. — 1° Cinq bâtons, gros de 3 cm., longs de 1 m. 25; 2° soixante à quatre-vingts (et plus) gaules flexibles (noisetier et saule de préférence) de la grosseur du petit doigt, longues de 2 mètres, qu'on aura tout avantage, dans certains cas, à ne pas ébrancher.

Confection. — Deux hommes suffisent. Par une de leurs extrémités préalablement effilée, les 5 gros bâtons sont fichés en terre, suivant une ligne droite à 45 cm. d'intervalle.

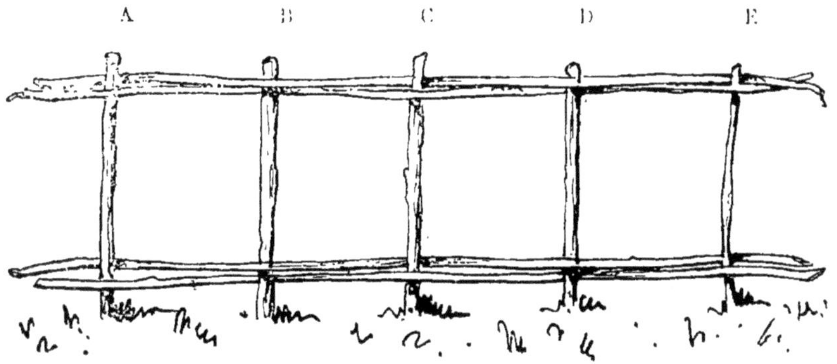

Fig. 1. — Claie ordinaire.

C'est en courant transversalement et alternativement en avant et en arrière de ces montants fixes, de ces tuteurs, que vont s'étager les baguettes flexibles pour former la claie. Voici de quelle manière :

Les gaules doivent être placées par paire. Soit, les deux premières allongées parallèlement à la ligne des piquets ; leurs grosses extrémités sont maintenues à droite et à gauche du piquet A par le premier opérateur ; son camarade croise ces gaules et pince entre elles le piquet B, les croise de nouveau et pince le piquet C, les croise encore et pince le piquet D, les croise une dernière fois et pince le piquet E. Ceci fait, les gaules sont abaissées par glissement le long des tuteurs jusqu'au ras du sol. La deuxième paire va être placée de la même manière, mais cette fois-ci le rôle des opérateurs s'invertit, car c'est de part et d'autre du piquet E que sont maintenues les grosses extrémités des gaules et c'est de D en A que leurs entrecroisements successifs seront conduits. Cette deuxième rangée est abaissée à son tour au contact intime de la première... et l'opération se poursuit de la sorte jusqu'à obtention des dimensions voulues. Alors la claie est arrachée de terre, les gaules ont leurs extrémités égalisées au sécateur ou à la scie, et pour consolider le tout, on fixe les plus latérales aux tuteurs extrêmes avec du fil de fer entrecroisé.

2° Claie élastique

Matériel. — Du fil de fer *recuit* de 1 m/m, très malléable et très résistant. Une soixantaine de gaules bien rectilignes et flexibles, grosses au plus comme le doigt, longues de deux mètres et soigneusement débarrassées de leurs nœuds.

Confection. — Quatre hommes sont utiles ,mais non indispensables.

Planter d'abord trois clous, dans une porte, par exemple, sur une ligne horizontale et à 90 cm. d'intervalle ; à ces clous on accroche par leur milieu et pliés à angle très aigu, trois fils de fer de 2 mètres. Trois opérateurs tiennent chacun les deux extrémités de ces fils, prêts à les tordre ; le quatrième aide choisit et passe les baguettes. Ces baguettes sont successivement placées les unes à côté des autres, et fixées, chacune à leur tour, dans cette situation par les boucles de fil de fer croisé qui les enserrent en leur milieu et vers leurs extrémités. A chaque boucle le fil de fer est, au besoin, tordu deux fois.

La première et la dernière gaule sont choisies beaucoup plus fortes, et de 0 m. 30 plus longues pour constituer un cadre rigide, pourvu de poignées. On termine comme précédemment en égalisant la longueur des baguettes, dont on a eu soin de faire alterner les grosses et fines extrémités.

La claie ainsi obtenue est étonnamment souple et résistante : on la roule sur elle-même comme un simple paillasson.

Paillassons.

Confection. — 1° Construire un cadre provisoire en lattes, ayant pour longueur et largeur la longueur et la largeur qu'on se propose de donner au paillasson. Un panneau quelconque en peut tenir lieu. Sur les deux petits côtés du cadre planter quatre pointes (les deux extrêmes à 5 ou 15 cm. du bord latéral, les deux intermédiaires de manière à partager l'intervalle en segments égaux).

2° Attacher à chacune des pointes d'une même extrémité (N) le bout d'une ficelle (on peut utiliser la ficelle à lieuse, qui coûte peu). Tendre les quatre ficelles parallèlement entre elles et au grand axe du cadre en les enroulant par un ou deux tours morts sur les pointes de l'autre extrémité (O). Laisser ensuite à chaque ficelle une portion libre et flottante du double de la longueur du cadre et l'enrouler en bobine sur une baguette.

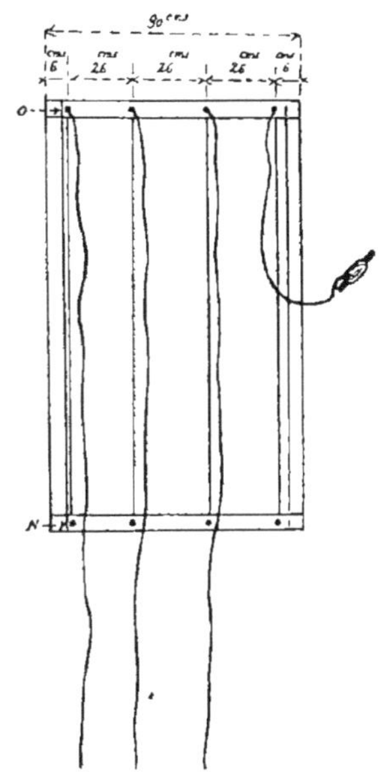

Fig. 2. — Paillasson : cadre pour la composition.

Ainsi disposé, le cadre est préparé pour l'exécution du paillasson (fig. 2).

3° Prendre une poignée de paille de blé ou de seigle, en ayant soin d'en disposer les brins en faisceau dont la longueur égale la largeur du cadre ; poser cette poignée de paille (en O) sur les ficelles tendues et l'entourer d'un jet de chacune des ficelles libres, qui viendront se nouer sur la ficelle tendue correspondante (fig. 3).

Lorsque la première poignée de paille est ainsi assujettie, en poser une deuxième à la suite et la fixer de la même manière. Lorsque le paillasson atteint l'extrémité (N) du cadre, nouer ensemble le bout libre et le bout fixe de chaque ficelle ; dégager ensuite les tours morts restés aux pointes de l'extrémité O : le paillasson est achevé.

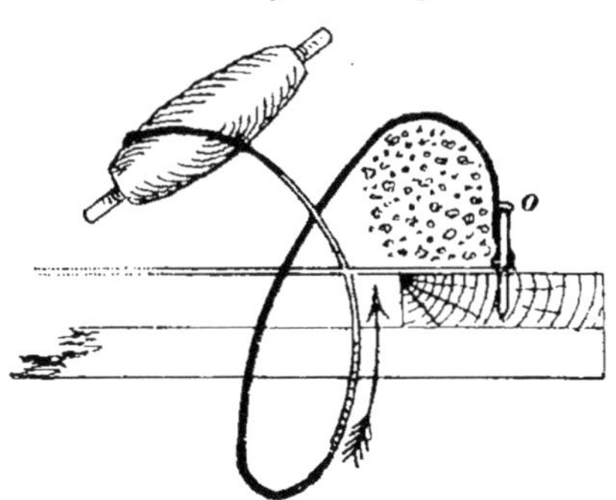

Fig. 3. — Paillasson (confection).

Utilisation des paillassons. — Tels quels, ils remplaceront des couvertures ou amélioreront le couchage en servant de matelas sur isolateur ou sur claie.

Ils peuvent aussi être utilisés comme paroi, paravent, porte, toiture légère même, après fixation sur une armure appropriée.

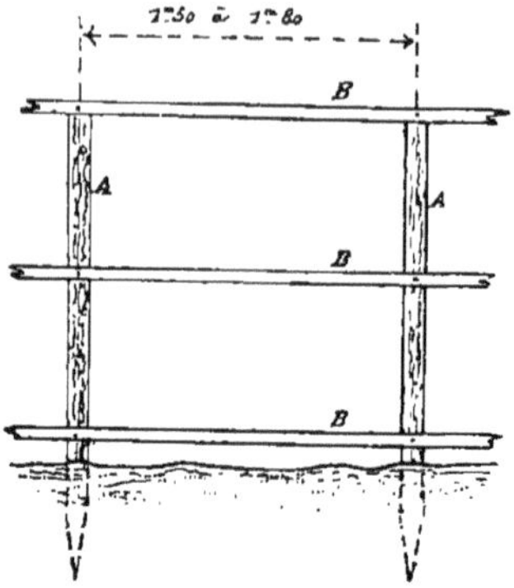

Monture pour cloison fixe. — A l'emplacement de la cloison projetée, planter verticalement en terre des piquets à un intervalle de 1 m. 50 à 1 m. 80. Au sommet, à mi-hauteur et à la base de ces piquets, clouer horizontalement des lattes ou, à défaut, de simples branches bien rectilignes. C'est sur ce châssis qu'on fixera les paillassons (fig. 4).

Fig. 4. — Paillasson : monture pour cloison fixe.

Monture pour porte. — Au moyen de lattes former le cadre de la porte ; poser une traverse horizontale à mi-hauteur et consolider le tout par deux écharpes traversant obliquement les deux demi-cadres (fig. 5).

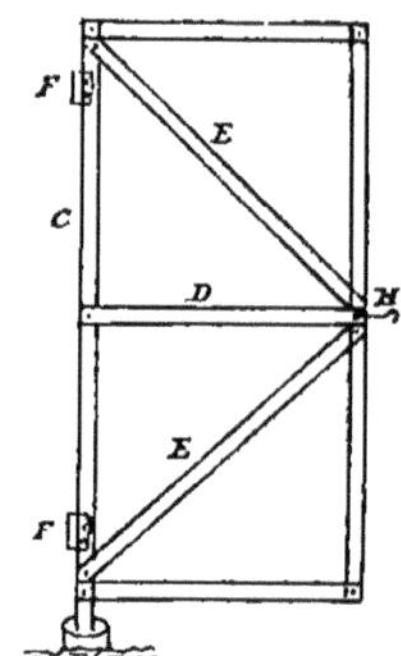

Fig. 5. — Paillasson : Monture pour porte.

Clouer sur l'un des montants deux ou trois pièces rectangulaires de cuir qui formeront les charnières ; il est bon, pour faciliter le jeu de la porte, que ce même montant dépasse inférieurement de quelques centimètres le bord du cadre et que son extrémité arrondie soit reçue et fixée dans la concavité d'un cul de bouteille renversée et enterrée.

Toiture pour petits locaux. — On dresse une charpente sommaire au moyen de petits troncs d'arbres. Le toit proprement dit comporte de grosses branches légèrement en pente, supportant quelques chevrons en branches plus légères et, par-dessus, les paillassons se recouvrant à la manière des tuiles (fig. 6).

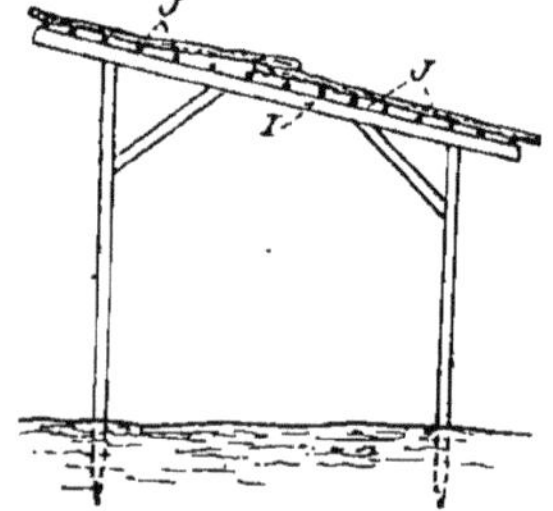

Fig. 6. — Paillasson. Monture pour toit.

Fixation des paillassons. — A ces diverses armatures les paillassons seront fixés, soit par pincement entre les bords du cadre et des liteaux cloués, soit plus simplement, mais moins solidement, en les accrochant à l'aide de ficelle.

Plafonnement.

Les mêmes procédés, propres à réaliser dans les locaux le cloisonnement nécessaire à leur nouvelle adaptation (salle d'opérations, chambre d'isolement, box, etc.), peuvent être également employés en vue de plafonnements de fortune : telle grange, dans un cantonnement d'éclopés, sera rendue plus habitable l'hiver en isolant sous la toiture un matelas d'air protecteur, à l'aide d'un dais de carton, de papier fort, de paillasson tendu sur perches horizontales ; de même, tel grenier d'un édifice occupé par une formation sanitaire sera susceptible de se transformer en une confortable salle de malades, sous la condition de fixer aux solives des draps, ou même de la toile grossière d'emballage enduite de colle Totin.

Pour remédier extemporairement à l'obscurité d'une grange ou d'une remise, on recouvrira d'une fenêtre détachée de ses gonds, un orifice de dimensions correspondantes fait au toit par l'enlèvement de quelques tuiles : on aura réalisé ainsi un véritable *éclairage astral.*

Sol et plancher.

L'imperméabilisation du sol est évidemment réalisée au mieux par un carrelage de briques ; à défaut le sol, soigneusement tassé et damé, pourra être goudronné ou pétrolé.

S'il s'agit d'un plancher, on a le choix entre diverses préparations :

1°		
	Coaltar	50 gr.
	Résine ou colophane	200 gr.
	Stéarine (ou bougie)	100 gr.
	Essence minérale	1/2 l.

A étendre avec un pinceau en une seule couche. Le même

mélange, mais plus dilué, avec de l'essence minérale, sera employé pour revêtir les cloisons et parois de baraques.

2°		
	Colle de givet	1 kg.
	Eau	6 l.
	Bichromate de potasse	100 gr.

Badigeonner avec le mélange tiède et laisser sécher. Pour obtenir une couleur plus ou moins foncée, ajouter du peroxyde de fer (ocre rouge).

ASSAINISSEMENT DU CHAMP DE BATAILLE

Le service de l'avant et le service de l'arrière peuvent être appelés à collaborer au travail d'assainissement du champ de bataille. En effet, si l'armée reste sur place, c'est le Directeur du Service de Santé du C. A. qui répartit la tâche entre ses diverses formations. Si l'armée progresse, c'est le Directeur des étapes et services qui établit un commandement d'étapes du champ de bataille (art. 70 du Règlement sur les services de l'arrière du 7 mai 1908).

Le commandement d'étapes du champ de bataille.

C'est une organisation complexe comportant des troupes d'étapes variées (intendance, génie, infanterie, artillerie, cavalerie, prévôté).

Le Service de Santé y est dirigé par un Médecin-chef du champ de bataille subordonné au Médecin-chef du Service de Santé des étapes et au Médecin de l'armée.

L'opération préliminaire consiste à morceler le terrain en autant de zones qu'il y a eu de corps d'armée engagés. Chaque zone, à son tour, est divisée en secteurs, avec un médecin-chef de secteur. C'est le lotissement du champ de bataille.

Mesures d'assainissement.

Elles comportent :

1° *Les inhumations* des cadavres et l'amélioration des inhumations antérieures reconnues défectueuses. L'assainissement doit être une question d'espèce comportant des degrés, depuis l'exhumation avec réinhumation jusqu'à la simple amélioration des tombes ou tranchées par la création de tumuli. L'examen sur place, l'enquête géologique, la connaissance du régime hydrologique souterrain suggéreront les mesures à prendre ;

2° *L'enfouissement* avec enrobement dans la chaux vive ou, mieux encore, l'incinération *des cadavres d'animaux* et des immondices de toutes sortes ;

3° La *désinfection des puits souillés*, des mares ou des étangs pollués du périmètre d'alimentation des sources menacées ;

4° La *désinfection des hôpitaux*, des maisons ayant servi d'ambulance, etc...

BAINS-DOUCHES

Dès qu'une troupe séjourne quelque temps dans un cantonnement, elle doit s'inquiéter de donner à ses soldats les moyens de satisfaire aux soins de propreté corporelle.

En été, au voisinage d'un cours d'eau, la solution est d'emblée fournie par les bains froids. Mais en dehors de ce cas particulier, il faut improviser des bains-douches, avec eau chaude. On n'oubliera pas d'adjoindre à l'installation, quelle qu'elle soit, un coiffeur, qui complétera la toilette des hommes par la tonte de leurs cheveux.

Le tub.

Le dispositif le plus simple comprendra au moins, comme matériel, quelques cuveaux ou tonneaux sciés en deux et quelques arrosoirs ; l'eau sera élevée au degré voulu soit dans les cuisines roulantes, soit dans des lessiveuses réquisitionnées ou trouvées sur place. Par les temps froids, le même foyer qui chauffe l'eau assurera au local une température acceptable. Pour atteindre le même but, MATIGNON (*Presse Méd.*, 10 mai 1915, p. 157), place son installation dans une écurie, où la présence de chevaux réalise « le chauffage central animal ».

Les hommes, munis de leur serviette et de savon, passent par groupe de dix ; déshabillés, ils prennent place et s'accroupissent chacun dans un cuveau. Deux brancardiers, promus aux fonctions de doucheurs, leur versent alors sur le dos le tiers d'un arrosoir d'eau chaude de manière à mouiller la peau et permettre le savonnage ; après quoi, une seconde aspersion enlève la mousse du savon. L'opération totale demande 5 à 6 minutes et nécessite par homme 10 à 12 litres d'eau.

L'appareil à douches improvisé.

Un dispositif moins primitif et rappelant de plus près les installations classiques, pourra être constitué dans les cantonnements de repos, les dépôts d'éclopés, les formations sanitaires, avec, comme matériel : 1° deux tonneaux de 5 à 600 litres ; 2° une pompe demi-rotative et 4 mètres de tuyau de caoutchouc ; 3° un foyer et deux ou trois lessiveuses ; 4° un tuyau (ou une gouttière) percé, à intervalles de 70 à

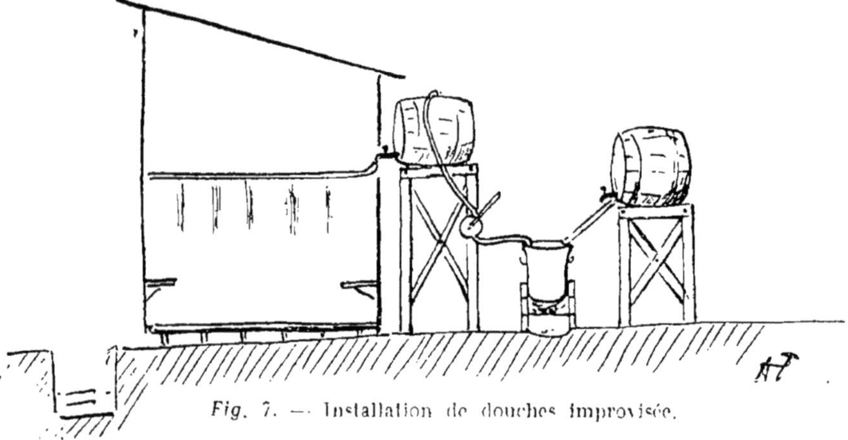

Fig. 7. — Installation de douches improvisée.

80 cm., de plusieurs petits trous remplaçant les pommes d'aspersion.

On disposera l'ensemble de la manière suivante : un des tonneaux constitue un réservoir d'eau froide (alimenté par le tonneau sur voiture du bataillon) ; il est monté sur châssis de 1 m. 25 de haut. Tout à côté, les deux ou trois lessiveuses, disposées sur un foyer de briques ou de pierres, reçoivent l'eau du tonneau précédent, à l'aide d'une gouttière inclinée et font office de chaudière. A proximité d'elles, et tout contre la paroi du local de douches, se dresse sur un bâti de 2 m. 50 le deuxième tonneau — réservoir d'eau chaude — dont la réplétion est assurée au moyen d'une pompe demi-rotative qui puise le contenu des lessiveuses quand l'eau y est à la température voulue (fig. 7).

Tout ce dispositif est extérieur au local de douches proprement dit. Dans celui-ci, la rampe d'aspersion, gouttière ou tuyau perforé, longe une des parois à 2 mètres au-dessus du sol ; par une de ses extrémités, elle est en relation avec le robinet du tonneau d'eau chaude ; l'autre extrémité est obturée et en position légèrement déclive, pour permettre l'écoulement du liquide.

Au-dessous du tube d'aspersion on donne au sol une légère pente et on le recouvre d'abord d'un carton bitumé ou de tôles ondulées pour l'imperméabiliser, puis de claies. L'eau s'écoule par un caniveau dans un puisard creusé à l'extérieur.

L'installation du local est complétée par la pose de bancs tout le long des parois : une rangée de clous plantés à hauteur convenable figure des porte-manteaux.

La douche se donne par série de 5 à 6 hommes. Elle comporte un savonnage soigneux entre deux aspersions ; elle dure cinq minutes et exige 8 à 10 litres d'eau. Le rendement est de 50 à 100 hommes à l'heure, suivant le nombre des pommes d'aspersion.

Le voisinage d'un ruisseau simplifie l'installation par la suppression du tonneau-réservoir d'eau froide et du puisard collecteur des eaux de lavage.

Dans une grange, pourvue d'un grenier, une variante recommandable consiste à disposer le tonneau-réservoir d'eau chaude au-dessus du plafond qu'on perfore pour le passage de la rampe d'aspersion. L'eau, chauffée dans une chaudière de ferme, est élevée et déversée dans le tonneau précédent à l'aide d'une pompe de jardin (BINET. *Paris Méd.* 1915, p. 316).

La pompe à incendie a été aussi utilisée ; elle fournit une douche en jet, quelque peu brutale à la vérité.

L'appareil démontable et portatif.

La générosité de certaines sociétés (la Coordination des secours volontaires, l'Assistance aux Dépôts d'Eclopés), a doté certaines formations sanitaires et parfois même quelques régiments, d'appareils à douches très simples et très pratiques, parce que démontables et transportables. Le type de ces appareils est celui de la Société d'Assistance aux Dépôts d'Eclopés, dont le schéma suivant figure clairement la constitution et le mode de fonctionnement. On remarquera en particulier que le foyer et la chaudière sont solidaires, que

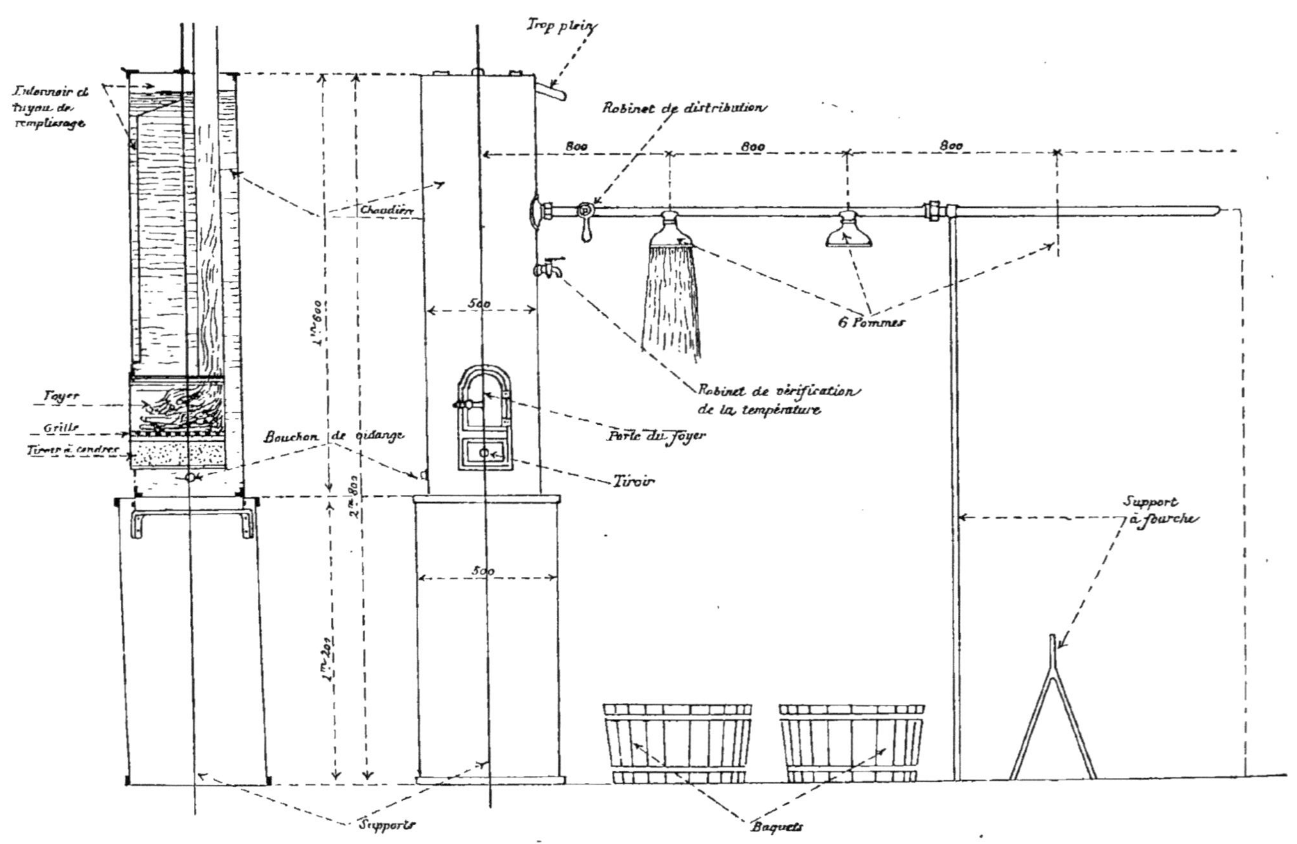

Fig. 8. — Appareil à douches démontable et portatif (Modèle de l'Assistance aux Dépôts d'Eclopés)

l'eau déversée dans l'entonnoir arrive immédiatement en mince couche sur la surface de chauffe, que le tuyau de fumée traverse la masse d'eau pour la meilleure utilisation du calorique ; qu'enfin les diverses pièces de l'appareil peuvent s'emboîter les unes dans les autres et tiennent ainsi le minimum de place (fig. 8).

L'installation mobile.

Dans certains cas, pour satisfaire avec le même matériel aux besoins de propreté de troupes dispersées, on s'est préoccupé de créer des installations de douches *mobiles*. De cet ordre sont :

Les trains sanitaires, aménagés en salles de bains, de l'armée russe ; à citer seulement pour mémoire, puisque nous n'en avons pas en France les équivalents (Voir Vitoux, *Rev. d'Hyg. et de Police sanit.*, 1915, p. 584-600) ;

Les bateaux-douches, représentés par des péniches, dont l'une des pièces est transformée facilement en salle de douches au moyen d'un des appareils classiques utilisés dans les casernes, l'autre pièce servant de vestiaire. Un bateau de ce type, installé sur les indications de M. le médecin-principal Rouget, a rendu, pendant l'hiver, les meilleurs services en satisfaisant, par sa mobilité, aux besoins des diverses troupes échelonnées le long du canal de la Meuse ;

Les fourgons-douches, enfin, répondent, sur route, au même but : ils comprennent simplement un camion, du genre utilisé dans les déménagements, contenant à demeure le dispositif nécessaire pour la préparation des douches (chaudière et réservoir) ; ils peuvent fonctionner dès l'arrivée au cantonnement par le simple montage de la rampe d'aspersion dans un local approprié, une tente Tortoise ou tout autre abri.

Renseignements administratifs.

« Les dépenses relatives aux bains-douches sont à la charge du service de l'Intendance, qui en assurera le remboursement aux corps sur les crédits du chapitre 32. » (Circ. 10.796 du G. Q. G. le 17 sept. 1915.)

BIVOUAC

Les troupes sont dites au bivouac lorsqu'elles sont installées en plein air ou sous des abris improvisés.

Pour que ce mode de stationnement, évidemment précaire, ne compromette pas rapidement l'état sanitaire, il faut qu'un certain nombre de précautions soient rigoureusement observées.

Choix de l'emplacement.

C'est à l'abri du vent, de préférence sur la lisière d'un village ou d'un bois, jamais dans le lit d'une rivière, que le bivouac sera installé. Le terrain doit être légèrement déclive, sec et perméable pour ne pas se transformer en bourbier au premier orage. On décapera le sol, sans le remuer ; on enlèvera les pierres et les herbes au ras du sol, car elles peuvent cacher des insectes ou même des reptiles.

Installation des abris.

Il faut assécher la place où on doit coucher en la flambant avec de menus branchages. L'interposition de paille ou, à défaut d'herbes, de mousse ou de feuilles sèches, ou de branchages, protégera du contact direct du sol. Si la terre est détrempée, il sera impossible de se coucher, à moins qu'on ne confectionne une claie surélevée à ses angles par quatre pieux fourchus fichés en terre.

On dressera la *tente-abri* en assemblant les toiles par paires et en utilisant comme faitage soit une perche horizontale, soit une corde tendue en deux arbres et soutenue sur sa longueur par des bâtons verticaux. Tout autour de l'emplacement il est nécessaire de creuser un petit fossé pour se protéger contre les eaux de ruissellement.

A défaut de tente individuelle on aura recours à des *abris de fortune :* deux montants fourchus de 1 m. 50 supportent une traverse de 2 mètres de long, et sur cette traverse des claies, des paillassons, des bottes de paille reposent en plan incliné, tourné du côté du vent. On peut réunir plusieurs de ces abris pour en former un cercle de 6 mètres de rayon, dont un bon feu occupera le centre.

Protection contre le froid.

Pour se protéger contre le froid pendant son sommeil, le soldat revêtira les tricot, caleçon de laine dont il dispose et, au besoin, placera sous sa chemise des feuilles de journaux : le papier forme un bon isolant. Il est recommandable de dormir les yeux couverts par le bonnet de police, un bonnet, un mouchoir, et de ne pas appliquer trop étroitement la couverture ou les vêtements contre le corps : un vêtement trop ajusté et trop serré protège moins bien qu'un vêtement un peu lâche, qui ménage une sorte de matelas d'air protecteur ; il vaut mieux ne pas endosser la capote, mais s'en servir comme couverture.

Les *feux* sont nécessaires en toute saison pour réchauffer les hommes et dessécher le sol. En hiver et par les nuits humides, il faut au moins quatre feux par compagnie. Le foyer est constitué par un trou de 0 m. 60 de diamètre, profond de 0 m. 30 et garni de pierres plates ; des rigoles de 2 mètres en rayonnent qui servent de tuyaux d'appel. Avant la nuit on aura fait une ample provision de bois, et les sentinelles, au moment de leur relève, toutes les heures, veilleront à l'entretien constant du feu, surtout vers les premières heures du matin, les plus froides. Les hommes se disposent ou s'étendent les pieds près du feu, surtout en hiver, pour éviter les congélations.

En hiver, devant l'ennemi, quand on ne pourra pas allumer de feux, il faudra interdire le sommeil et forcer les hommes au mouvement.

Mesures de propreté.

L'installation du bivouac, même si elle doit être éphémère, ne négligera pas l'établissement correct de feuillées ni l'enfouissement des ordures et détritus.

La notice n° 3 du S. S. C. précise les mesures de police e tde sécurité au bivouac. On voudra bien s'y reporter.

BRANCARDS

Brancards improvisés.

Il est facile, faute de brancard, d'en improviser, en utilisant comme matériaux premiers des échelles, des chaises, des volets, des couvertures, des perches, etc.

Ainsi, d'une couverture ou d'une toile de tente aux angles noués deux à deux par dessus une perche on constitue un véritable hamac. Des perches engagées à l'intérieur d'un sac vide, et qui en ressortent par les coins inférieurs troués, fournissent un autre procédé de transport. De même on peut passer des fusils, des bois de lance, dans les manches d'une tunique qu'on reboutonne sur ces hampes d'occasion.

Mieux encore : une claie du type décrit (Voir page 26) réalisera le modèle du brancard improvisé, solide, élastique et susceptible de s'adapter au transport des blessés dans les tranchées en raison de sa largeur modifiable à volonté.

S'il s'agit d'un blessé atteint de fracture de cuisse il est de règle de placer sous ses genoux un traversin épais (couverture ou capote roulée) de sorte que les cuisses pendent pour ainsi dire aux genoux.

Brancards de tranchées ; Aménagement des boyaux.

La construction d'un brancard de tranchées susceptible de s'adapter à l'étroitesse et aux coudures brusques des boyaux d'évacuation a suscité beaucoup de modèles dont aucun n'est pleinement satisfaisant.

Le type le plus habituel est le hamac ou le palanquin ou encore la chaise à porteur. Le brancard TALPAIN est un des plus ingénieux ; c'est le modèle réglementaire, mais à toile beaucoup plus ample ; ses hampes, brisées et solidement articulées en leur milieu, sont susceptible indifféremment de se couder pour franchir l'angle d'un pare-éclat ou de retrouver leur rectitude et leur rigidité, selon qu'on relève ou qu'on abaisse sur elles, en leur point d'articulation, une mâchoire en fer. De même le compas d'écartement des hampes par son ouverture variable permet au brancard de franchir les endroits rétrécis.

Brancards à destinations multiples.

Du brancard de tranchées se rapproche le brancard universel imaginé par L. Binet pour le transport des blessés,

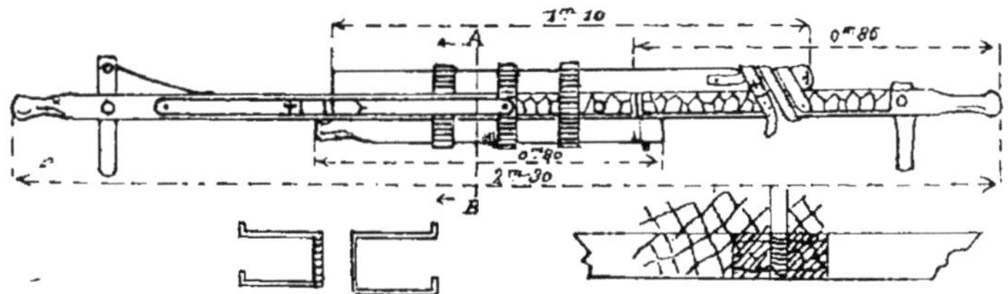

Fig. 9. — Brancard universel (L. Binet).

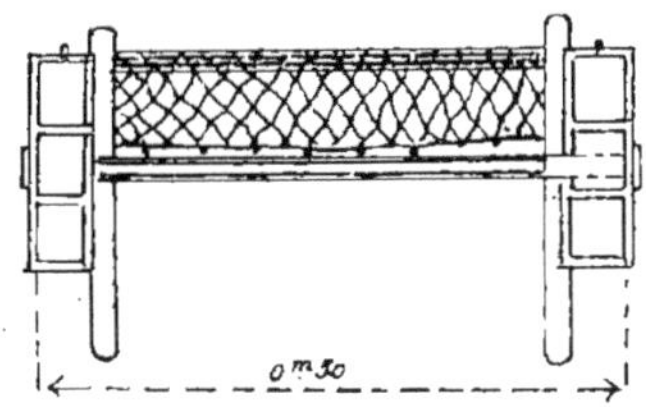

Fig. 10. — Brancard universel (coupe transversale).

en position horizontale, couchée-assise ou assise à volonté. Réellement ingénieux, ce modèle mérite d'être retenu.

Il se compose de deux hampes, de la longueur réglementaire (2 m. 30), divisées en trois segments : un intermédiaire de 0 m. 60 et deux extrêmes de 0 m. 85. Chaque segment est solidarisé avec l'homologue du côté opposé par deux traverses de bois de 0 m. 50, en sorte que la largeur du brancard sera inférieure de 0 m. 10 à celle du type courant (fig. 9 et 10).

Les trois parties du brancard sont articulées entre elles par des charnières disposées de manière que l'extrémité de tête se relève sur la partie moyenne du brancard en formant un angle ouvert en haut et en avant (charnières *sur* les hampes) et que l'extrémité des pieds s'abaisse en formant, avec le corps, un angle ouvert en bas et en arrière (charnières *sous* les hampes)

Le squelette du brancard est complété par deux demi-hampes qui viennent renforcer les précédentes en leur partie moyenne : l'une de 1 m. 10 en double la face supérieure, l'autre de 0 m. 80 la face inférieure. Ces deux demi-hampes glissent sur la principale, à l'intérieur de trois solides anneaux métalliques fixés au segment intermédiaire. Superposées, elles recouvrent les articulations de la hampe principale et en assurent la rigidité, mais, tirées vers les extrémités, de manière à découvrir les charnières, elles en permettent le jeu d'où résultent les diverses transformations du brancard.

Le glissement des hampes mobiles — la supérieure vers les pieds, l'inférieure vers la tête — est d'ailleurs limité par un petit écrou qu'elles portent et qui forme heurtoir contre l'anneau métallique le plus proche.

Le brancard est en outre muni de deux paires de courroies — l'une allant de la tête à la partie moyenne, l'autre unissant les pieds à la hampe mobile supérieure. Dernier détail : la toile a cédé la place a du grillage plus propre, plus facile à désinfecter.

Manœuvre. — a) *Position horizontale.* — Les deux hampes mobiles recouvrent le segment médian des hampes principales ; le brancard est rigide, il permet le transport du blessé en position couchée et tout comme le brancard réglementaire dont il a la longueur, il peut être suspendu à la brouette porte-brancard.

b) *Position assise, jambes étendues.* — La demi-hampe mobile supérieure est attirée vers les pieds et dégage la charnière qui unit les deux premières parties du brancard. L'extrémité de tête peut alors se fléchir sur le siège de bas en haut et constitue un dossier plus ou moins relevé suivant la longueur qu'on donne aux courroies. La hampe mobile inférieure, située vers la tête, devient la hampe-poignée.

Ainsi est constitué un brancard avec dossier relevé, qui

permet le transport des blessés en position mi-couchée-assise et qui se montre particulièrement précieux pour l'évacuation dans les boyaux, de sujets atteints de plaies de poitrine ou de fractures des membres inférieurs (fig. 11).

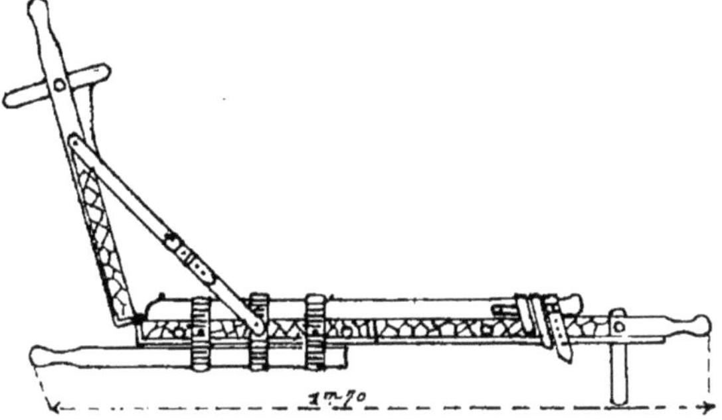

Fig. 11. — Brancard universel pour le transport en position assise, jambes étendues.

c) *Position assise.* — Il suffit de délier les courroies unissant l'extrémité des pieds du brancard avec la demi-hampe mobile supérieure pour obtenir un plan incliné qu'on fixera dans la position voulue à l'aide des courroies. La hampe mobile supérieure devient, elle aussi, hampe-poignée pour le brancardier d'arrière.

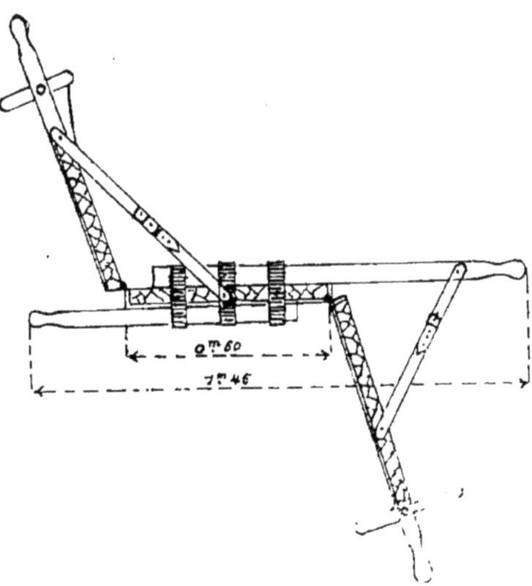

Fig. 12. — Brancard universel pour le transport en position assise.

On dispose alors d'une chaise-brancard, longue de 1 m. 45, permettant l'évacuation des blessés assis dans les boyaux les plus sinueux (fig. 12).

***

Mais la solution du transport des blessés dans les tranchées est peut-être moins dans l'emploi de brancards spéciaux que dans l'amélioration des boyaux d'évacuation.

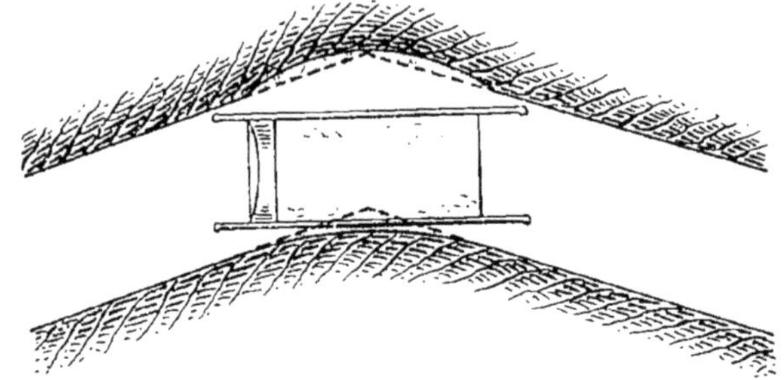

Fig 13. — Aménagement des boyaux d'évacuation (Cas de l'angle d'obus).

Ce sont les coudes qui constituent les obstacles à franchir : comment les modifier ?

Pour les coudes à angle très ouvert il suffira d'adoucir l'arête intérieure et d'élargir un peu le boyau du côté du sommet de l'angle (fig. 13).

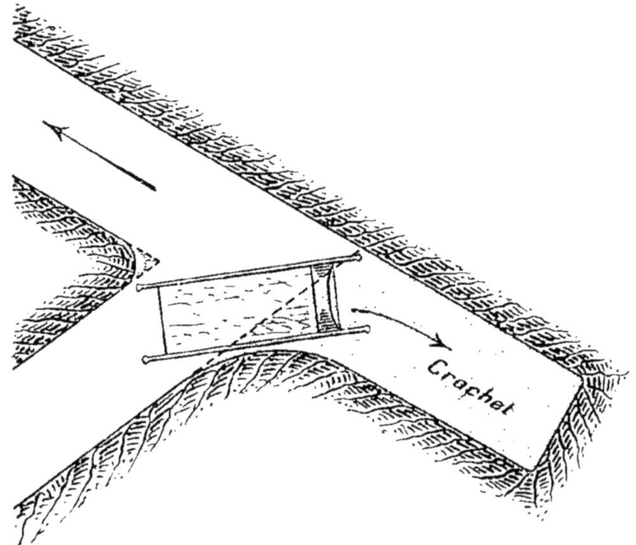

Fig. 14. — Aménagement des boyaux d'évacuation (Cas de l'angle aigu)

Pour les coudes à angle aigu, il conviendrait d'aménager des crochets analogues à ceux prescrits pour les communications formant approches dans les boyaux de sape (fig. 14.)

Un dispositif analogue permettrait de franchir les angles droits (fig. 15).

On s'engage dans le crochet avec le brancard et on

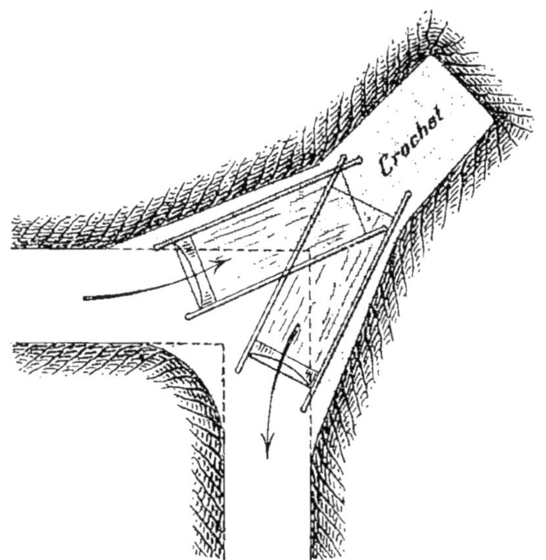

Fig. 15. — Aménagement des boyaux d'évacuation (Cas de l'angle droit).

revient sur ses pas, les porteurs faisant alors demi-tour sur eux-mêmes.

En résumé, on adapte le boyau au brancard et non le brancard au boyau (Circ. 526 du G. Q. G., 2 juin 1915).

Brancards à destinations spéciales.

Certaines modifications du brancard ordinaire le rendent propre à divers usages.

1° *Brancard pour position relevée.* — Pour permettre au blessé de se tenir assis lorsque, pour une raison quelconque (dyspnée, douleur), la position horizontale lui est pénible. L. Binet use du petit dispositif suivant : deux cadres en bois sont réunis par une double charnière ; l'un repose sur les hampes du brancard au niveau de la « têtière » ; l'autre est tendu de toile et forme un dossier dont on règle l'inclinaison au moyen d'une crémaillère. (*Paris Méd.*, 27 novembre 1915).

2° *Brancard-table de pansement.* — Un brancard ordinaire, recouvert d'une alèze et juché sur un support Dujardin-Beaumetz, constitue déjà une table de pansement improvisée fort utile. Mais on peut faire mieux encore et fabriquer à peu de frais une table de pansement parfaite en s'inspirant des modèles indiqués par Soubeyran (*Journal des Praticiens*, 1915, n° 42, page 659) et par Binet (*Paris Méd.*, 1915, n° 28, page 489).

Le principe est le suivant : on garde du brancard la forme, le squelette, mais on remplace la toile par un panneau fait de petites planchettes transversales, *jointives*, *indépendantes* et *amovibles*, posées sur les hampes. La fixité relative de ces planchettes se trouvera réalisée, par exemple, à l'aide de deux petits tasseaux cloués sur leur face inférieure avec un écartement juste égal à l'intervalle qui sépare les faces intérieures des hampes : tout glissement latéral sera ainsi empêché. Si on a donné à chaque planchette une longueur telle qu'elle déborde de 0 m. 03 le bord externe du brancard, rien ne sera plus facile que de saisir, soulever et retirer, à l'exclusion des autres, celles des planchettes qui répondent au siège de la blessure. Le support *fenêtré*, ainsi réalisé, permet au mieux l'irrigation des plaies et l'application des pansements sans qu'on ait à soulever la région intéressée, sans qu'on risque de réveiller la moindre douleur.

Au niveau de la tête, et toujours pour permettre plus facilement le lavage des plaies, les deux ou trois dernières planchettes seront avantageusement remplacées par un cadre incliné tendu de grillage métallique.

La table, toute ripolinée est, par suite, d'un nettoyage facile ; sous elle, on fixera une toile imperméable, médiocrement tendue à l'aide de quatre anneaux cousus à ses coins qui s'accrochent à quatre pitons vissés aux angles du brancard. La toile, perforée à son point déclive d'un orifice, collecte les liquides de lavage et les déverse dans un seau sous-jacent.

3° *Brancard démontable pour la mobilisation des grands blessés couchés* (Garipuy. *Paris Méd.*, 27 novembre 1915, p. 501). — « La nécessité de panser régulièrement les grands blessés et le danger, d'autre part, de leur mobilisation, ont amené Garipuy à imaginer un appareil qui rend des services analogues, sinon supérieurs, aux divers lits mécaniques. Le principe en est simple, la réalisation aussi. Il s'agit de *monter sous le blessé, et sans aucun déplacement de sa part, un brancard* qui permettra de soulever le sujet et qui présentera les intervalles nécessaires aux pansements ou autres soins.

Préparation du lit. — Nous préparons deux manchons de toile, simples alèzes cousues comme les essuie-mains sans fin, et que nous disposerons *à l'avance sur le lit.* Nous coucherons alors le blessé de telle sorte que l'intervalle laissé par les deux manchons de toile corresponde à la blessure.

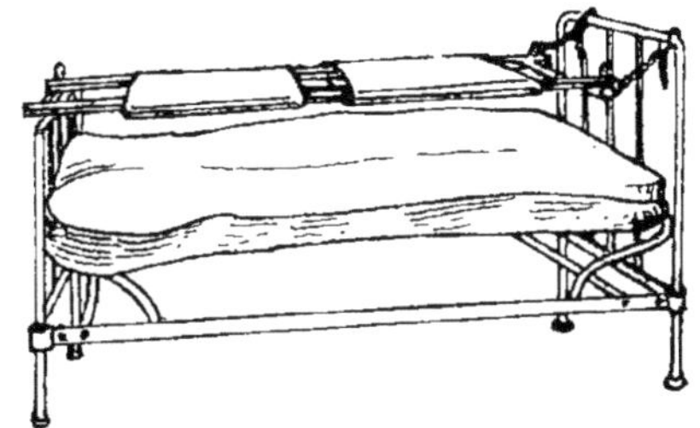

Fig. 16. — Brancard démontable pour grands blessés. (Garipuy.)

Montage du brancard. — Pour soulever le blessé, couché ainsi à demeure sur les manchons de toile, il suffira d'enfiler de chaque côté de lui, dans l'intérieur des manchons, deux hampes de brancard. Ces hampes, plus courtes que l'intérieur du lit, pourront ainsi être écartées sans être gênées par les barreaux, ce qui amènera la tension sous le malade des manchons de toile. Pour assurer et maintenir cet écartement, nous introduisons dans des trous situés à l'extrémité des hampes, une barre de fer transversale percée de trous elle même. Une forte goupille fixe le tout en position convenable (fig. 16).

Manœuvre du brancard. Accrochage au lit. — Notre brancard se trouve ainsi monté sans que le blessé ait exécuté (ou subi) le moindre mouvement. Deux manœuvres peuvent suivre :

Ou bien le brancard extemporané, saisi à ses extrémités par deux infirmiers placés l'un au pied, l'autre à la tête du lit, sera porté sur des tréteaux voisins ou monté dans une salle de pansement : le blessé ne se sera pas aperçu de son transport ;

Ou bien le brancard sera simplement élevé au-dessus du

plan du lit par des infirmiers de pied et de tête, placés en dehors du cadre du lit, et sera fixé aux barres transversales du pied et de la tête du lit si celui-ci est en fer. Pour le fixer il suffira de faire reposer l'extrémité inférieure des hampes sur la barre transversale du pied du lit et de faire reposer l'extrémité supérieure des hampes sur le système d'accrochage que reproduit la figure et qui consiste en une simple barre de fer suspendue par deux chaînettes munies de crochet qui enchassent la barre de tête du lit.

Telle est la description de l'appareil. Voyons en quelques lignes les points essentiels qui doivent guider dans sa construction et enfin ses principaux avantages.

Dans la construction du brancard, il faut que les hampes soient plus courtes que l'intérieur du lit pour pouvoir être écartées sans buter contre les barreaux. Il faut aussi que les barres de fer qui accouplent les hampes et les écartent soient nettement plus longues que les manchons de toile dont elles assurent la tension, une fois les goupilles placées. On observera, d'autre part, que le système d'accrochage de tête résout très simplement deux problèmes : la fixation aux barres du lit d'un brancard trop court pour y être seulement posé ; l'horizontalité nécessaire du brancard malgré la différence habituelle de hauteur entre les barres de pied et de tête du lit.

Remarquons qu'un seul cadre démontable permet de satisfaire à plusieurs blessés, les alèzes seules doivent être en nombre.

4° *Brancard chauffant* (Poucel. *Presse Méd.* n° 15, 13 mars 1916). Il peut être indispensable, pour réchauffer des blessés, tardivement relevés, de les plonger dans un véritable bain d'air chaud. Le brancard chauffant en fournit le moyen : ce sera le brancard ordinaire, monté sur son support Dujardin-Baumetz, sous lequel on placera une source de chaleur (poêle ou réchaud à pétrole, brasero). Le blessé est étendu, nu, sur le brancard et isolé, sauf la tête, dans un espace clos, fait de couvertures qui pendent jusqu'à terre et sont hermétiquement assujetties par des épingles. Pour que la chaleur pénètre partout librement, on aura placé au-dessus du patient des cerceaux à fracture munis de prolongements, ou d'ailes latérales, en fil de fer ou en bois, pour éloigner les couvertures de 10 centimètres des bords du brancard.

CANTONNEMENT

(Circ. et notes 9.034/DA du 16 déc. 1914, 9.025/DA du 17 avril 1915, 224/DA du 26 avril 1915, 2.748/DA du 8 mai 1915, 6.990/DA du 28 mai, 3.885/DA du 7 juillet 1915, 4.099/DA du 8 juillet 1915, 8.291/DA du 15 oct. 1915.)

L'installation hygiénique d'un cantonnement comporte comme PRÉLIMINAIRES :

1° *Une enquête sanitaire*, conduite par un médecin, sur l'état épidémiologique de la localité, la qualité de ses eaux, la salubrité de ses habitations... avec, comme corollaire, la mise en œuvre des mesures d'assainissement qui découlent des constatations faites.

Cette enquête et ces mesures préalables de désinfection seront de toute rigueur quand il s'agira d'occuper des cantonnements abandonnés par l'ennemi. (Circ. 5.027/S du 13 avril 1915.)

2° *Une appréciation de la capacité de réception des locaux* pour les hommes et les chevaux. Cette sorte d'assiette du cantonnement se formulera en écriteaux bien apparents et cloués à demeure indiquant la contenance maxima des granges et des écuries.

La division du cantonnement en secteurs distincts, chacun dévolu à une des unités présentes, est assurée par l'officier le plus ancien, commandant du cantonnement. En principe, les ressources disponibles doivent être réparties à proportion des besoins des corps et services. En pratique, il n'est pas rare que le commandant du cantonnement n'use de son pouvoir, surtout pour s'assurer personnellement la meilleure part.

Pour apporter quelque ordre — fût-il artificiel — dans l'exposé des mesures multiples que réclame l'hygiène d'un cantonnement, nous préconiserons en premier lieu les prescriptions d'intérêt général concernant la salubrité du village, la protection du sol et de l'eau d'alimentation ; puis le plan type de l'organisation intérieure d'un cantonnement d'unité; enfin les dispositions à prendre pour permettre et faciliter l'hygiène individuelle.

I. — Prescriptions d'intérêt général.

1° Assainissement du sol

Le premier soin d'une troupe qui vient occuper un cantonnement doit être, pour ne pas le salir davantage, *l'établissement de feuillées* qu'on remplacera, pour peu que le séjour se prolonge, par des fosses couvertes ou même des feuillées-fosses Bué (page 119). On évitera ainsi que les hommes n'aillent souiller les alentours des maisons, les jardins, les abords du village, infectant la surface du sol et créant des dangers redoutables de contagion. De même, en ce qui concerne *les ordures ménagères*, les détritus de toutes sortes, *les issues et viscères d'animaux abattus*, il conviendra de les enfouir en les enrobant dans la chaux vive ou, mieux encore, de les incinérer (Circ. 247/DA du 24 avril 1915) et, dans ce but, de construire des fours dont certains, d'un modèle très simple, peuvent être exécutés en deux ou trois heures, sans autres matériaux que quelques barres de fer hors d'usage, faciles à trouver partout.

Mais il ne suffit pas de prendre ces mesures de préservation à l'égard de pollutions nouvelles, il faut s'attaquer à toutes les causes préexistantes de malpropreté.

Les fumiers, outre qu'ils sont malodorants, constituent un lieu d'élection pour la ponte et l'éclosion des mouches, dont ils favorisent ainsi la pullulation ; ils reçoivent fréquemment les déjections humaines : à tous ces titres, ils représentent une condition d'insalubrité notoire. On n'en tolérera donc pas le dépôt dans les rues ; dès leur sortie des écuries, ils doivent être transportés dans les champs. Si les habitants ne possèdent pas les attelages nécessaires, l'enlèvement en sera exécuté par la main-d'œuvre militaire. Ces fumiers ne doivent pas davantage être accumulés en tas plus ou moins considérables aux abords du village : il faut les conduire à 1 kilomètre au moins de distance, sur un emplacement choisi, dans une direction opposée à celle des vents dominants. Le meilleur serait de les épandre aussitôt leur apport dans les terres et de les enfouir par le labourage. Comme mesure d'attente à l'égard des fumiers qu'on ne peut enlever, on projettera sur eux des désinfectants (sulfate ferrique en poudre ou au 1/10e, crésyl à 2 0/0, lait de chaux au 1/20e).

Dans la plupart des localités, *les fosses à fumier* sont des plus rudimentaires : elles sont représentées par une simple excavation du sol, sans aucun revêtement étanche. Les eaux pluviales et les eaux usées, le purin s'y accumulent, stagnent et croupissent. Après les avoir vidées, il faudra les combler à l'aide de pierres, projeter de la chaux en poudre à leur surface ou arroser l'emplacement avec une solution de crésyl ou d'huile de schiste.

La propreté de *la voirie* sera soigneusement assurée : les rues, chemins, ruelles, sentiers, etc., de même que les abords des habitations, doivent être nettoyés chaque jour. Pendant la saison sèche, le balayage doit, autant que possible, être précédé d'un arrosage, afin d'éviter de soulever des nuages de poussière. A défaut de tonneaux métalliques spéciaux, on peut utiliser des tonneaux ordinaires adaptés à leur nouveau rôle, grâce à un robinet dont l'ajutage aplati donnera une lame de liquide.

S'il était indispensable de supprimer les poussières, par exemple au voisinage d'une formation sanitaire installée en plein air, on pourrait arroser les routes avec une solution de chlorure de calcium (10 kgr. pour 100 litres d'eau), qui maintient le sol humide par les plus fortes chaleurs.

En l'absence de réseau d'égout, il faut veiller à l'entretien des *caniveaux* et *rigoles* servant à l'écoulement des eaux pluviales et ménagères. On procédera, le cas échéant, à leur réfection, ou tout au moins à leur mise en état afin d'éviter la stagnation d'eaux usées.

Les *mares* seront asséchées, désinfectées, comblées.

A ces travaux d'assainissement communal et d'intérêt collectif, les municipalités seront invitées à prêter leur collaboration (Circ. 1.723/S du 14 janvier 1915).

2° Approvisionnement en eau pure

Les mesures destinées à fournir aux troupes cantonnées une eau potable, épurée, ne le cèdent pas en importance aux précédentes.

En règle pratique, toute eau doit être considérée comme suspecte et stérilisée avant consommation.

Il sera donc interdit de puiser l'eau des ruisseaux, des puits et des fontaines. Un écriteau « *Eau dangereuse* », le rappellera clairement. Et tout à côté, comme mesure complémentaire, seront installés, sur un bâti de pierres et de rondins et protégés contre le soleil et les intempéries par un clayonnage, des tonneaux offrant l' « *Eau potable* ». Des circulaires multiples ont précisé comment cette eau d'alimentation serait épurée par les soins du Service de Santé, au moyen soit du permanganate de potasse, soit des hypochlorites ; comment, tour à tour, chacun des deux tonneaux, dont tout bataillon doit être doté, servirait à la stérilisation et à la distribution de l'eau ; comment il conviendrait d'entretenir ces récipients en état de parfaite propreté (V. pages 96-104).

Il y a lieu d'étendre à la population civile présente le bénéfice de la consommation d'une eau épurée (Circ. 1671/DA du 15 août 1915). Quelques réservoirs supplémentaires, quelques grammes d'extrait de Javel ou de poudre Lambert y pourvoiront.

II. — Organisation intérieure du cantonnement.

Dans l'aménagement des locaux qui lui seront dévolus, chaque unité doit faire preuve avant tout d'ordre et de propreté. Or, il faut convenir que ce ne sont pas toujours les qualités du troupier français dont on ne saurait, par contre, trop louer l'ingéniosité inépuisable.

Les granges, dortoirs des hommes, seront nettoyées, leur sol et leurs murs aspergés, au besoin, de lait de chaux à 20 % ou de crésyl à 2 %. *De la paille fraiche* remplacera l'ancienne, qu'on incinérera (Circ. 2.748/DA du 8 mai 1915), et pour éviter que cette paille ne soit piétinée et rapidement souillée à son tour, on aura soin de la disposer dans des cadres faits de planches ou de branchages entrelacés.

Chaque fois qu'il est possible, il faut interposer entre le sol et la paille des *isolateurs ;* des claies (V. p. 25) faites de menus branchages remplissent au mieux cet office ; leur élasticité permet un sommeil plus réparateur ; dans le même but la litière doit être faite de couches alternées de paille disposée en long et en travers. Pour en assurer la conservation, on la recouvrira *d'un paillasson* qu'il est facile de confectionner partout (V. p. 26). On le roule pendant le jour et on l'expose à l'insolation quand il fait beau.

L'installation se complétera par la pose de *planches à bagages* et de *ratеliers d'armes* fixés au mur, la confection d'un mobilier rudimentaire, table et bancs rustiques, dont quelques planches et des rondins fourniront les matériaux premiers.

Pour prévenir les risques d'incendie, il est formellement interdit aux militaires d'allumer des bougies dans les granges et les greniers. L'usage de *lanternes* seul est autorisé. A défaut de lanternes du commerce on peut en improviser au moyen de débris de boîtes de conserve et de bouteilles dont le fond est coupé (V. p. 110). Pour combattre sans retard un foyer qui s'allume, on disposera préventivement, par grange, au moins un baquet, dont l'eau sera fréquemment renouvelée.

Pour lutter contre le froid dans un cantonnement à demeure, on diminuera la hauteur des granges par la constitution d'un plafond artificiel fait de carton ou de toile ou de papier fort tendu sur des perches. On isole ainsi sous la toiture un matelas d'air protecteur. Les issues seront pourvues de tambour intérieur ou de paravent improvisé avec des paillassons tendus sur des piquets. Si on allume du feu, il faudra le faire avec toutes les précautions pour éviter l'intoxication par les gaz de combustion du charbon. Ne pas utiliser les poêles détériorés, fissurés, dont les tuyaux joignent mal et fument. Ce sont des causes fréquentes d'asphyxie.

C'est d'ailleurs à tort que les hommes s'enferment souvent dans des locaux hermétiquement clos. Il est au contraire nécessaire de laisser pénétrer d'une manière continue un peu d'air pur dans les cantonnements, surtout quand les hommes y sont nombreux. De même il convient qu'on ne fume pas dans les locaux qui servent de dortoir ; mais cette prescription risque fort de rester sans effet.

Chaque unité établira ses locaux annexes : cuisine et magasins aux vivres, infirmerie, etc...

La *cuisine*, souvent installée en plein air ou sous un abri improvisé (charpente de rondins supportant une couverture de tôle ondulée, de carton bitumé ou de simples branchages), doit être aussi éloignée que possible des feuillées, des latrines, des fumiers et des écuries à cause des mouches et des odeurs malsaines.

A défaut de cuisines roulantes, il sera établi des *foyers et des fours improvisés* d'un des modèles décrits ailleurs (Voir p. 61-62).

La *propreté du cuisinier* mérite d'être surveillée : on aura garde qu'il nettoie ses ustensiles, non avec de la terre ou de l'herbe, toujours suspectes de souillure, mais avec les cendres du foyer.

Les *denrées* seront à l'abri des mouches : la viande dans un garde-manger en treillis métallique ou en gaze, le pain ensaché.

Les *ordures ménagères* doivent être incinérées tout naturellement dans le foyer de la cuisine roulante, s'il en existe, ou bien encore enfouies et recouvertes de chaux vive. Les *eaux de cuisine* s'écouleront à l'aide d'une canalisation sommaire dans un puisard couvert que l'on comblera quand il sera près d'être plein après y avoir jeté du chlorure de chaux ou du crésyl.

On prévoira également l'installation *d'une salle de visite et d'une infirmerie* avec quelques lits improvisés ou réquisitionnés pour coucher les malades dans l'attente de leur évacuation sur le lieu de leur hospitalisation.

Quant aux *écuries* ou abris nécessaires aux chevaux de l'unité ou de la formation, on aura soin de les choisir ou de les établir de préférence en dehors du cantonnement, comme mesure de protection contre les mouches et les odeurs désagréables du fumier.

III. — Mesures assurant l'hygiène individuelle.

Pour compléter l'installation du cantonnement on prévoira, s'ils n'existent déjà, les dispositifs qui permettent aux hommes de procéder à leur *toilette* et au *lavage de leurs effets*.

Le militaire, déjà peu soucieux de la qualité de l'eau qui sert à sa boisson l'est encore moins de celle dont il fait usage pour ses ablutions journalières. Il procède à sa toilette dans le premier ruisseau venu. Or, aux abords des localités, ces ruisseaux ne sont souvent que de véritables égouts collecteurs où la population civile déverse ses eaux résiduaires et sur lesquels elle édifie ses latrines, éludant ainsi le problème de leur vidange. Il y a là une source de danger.

Il convient de désigner à la troupe des emplacements spéciaux choisis après enquête locale. Si les fontaines et lavoirs publics n'offrent pas de ressources suffisantes et qu'il faille recourir aux rivières et aux ruisseaux, on recherchera les endroits convenables, en amont de l'agglomération et non dans sa traversée ou en aval.

Les berges seront aménagées pour plus de commodité ; un abri improvisé protégera contre les intempéries. Il sera formellement interdit de laver du linge en amont.

D'une manière générale, les prises d'eau à l'usage des troupes en campagne doivent, en suivant le fil de l'eau, s'étager dans l'ordre suivant : emplacement pour la toilette des hommes en avant, puis abreuvoir, puis, plus bas, lavoir. Il ne faut pas tolérer de lavage du linge dans les abreuvoirs servant aux chevaux ou au bétail.

Quand il existe un lavoir communal, souvent la source ou la canalisation qui l'alimente n'offre qu'un débit très faible ; aussi l'eau du bassin collecteur, insuffisamment renouvelée, devient rapidement fort sale. Le linge qu'on y savonne doit être au moins rincé en eau courante. Dans ce but, on adaptera au robinet d'apport une simple gouttière en bois, faite de deux planches clouées en V où l'eau sera reçue et s'écoulera toute claire avant de se déverser dans le bassin ; c'est elle qu'on utilisera pour le rinçage.

Dans les stationnements prolongés des installations de *bains-douches* et même des stations d'*épouillage* sont à organiser comme complément de l'hygiène. A défaut d'appareils spéciaux on a recours à des dispositifs de fortune qu'on peut improviser partout au moyen d'une lessiveuse, d'un tonneau, de quelques mètres de tuyau et de six ou huit boîtes de conserves perforées en pommes d'arrosoir (Voir p. 33).

Enfin, pendant la mauvaise saison, il sera bon de rechercher et d'utiliser les braseros, fours de boulanger, poêles divers, pour permettre aux hommes de se réchauffer et de sécher leurs vêtements.

***

L'*alcoolisme* exerçant un effet pernicieux sur la discipline et la santé des hommes, c'est avec raison que la circulation, l'achat, la vente des spiritueux et boissons alcooliques a été interdite dans la zone des armées. (Circ. 19.883 du G. Q. G., du 30 mars 1916, résumant les arrêtés antérieurs).

L'abus des boissons fermentées doit être sévèrement réprimé.

La circulaire du G. Q. G. n° 6.498, du 10 août 1915 « assimile en effet l'ivresse à un abandon de poste ou à un refus d'obéissance toutes les fois qu'elle sera provoquée dans un but de ne pas se porter en avant, le moment venu ». Même sans l'intention coupable, l'ivresse tombe sous le coup de l'article 214 du Code d'instruction militaire « lorsqu'elle aura eu pour effet d'empêcher le militaire de se rendre à son poste en cas d'alerte ou lorsque le signal en est donné ».

L'autorité militaire a le pouvoir de consigner ou de fermer cafés, débits et cabarets.

De même il convient d'empêcher la prostitution clandestine, source des maladies vénériennes dont le moindre méfait est de rendre les militaires momentanément indisponibles.

En présence d'un malade atteint d'une maladie vénérienne on procèdera à une enquête dans le but de découvrir l'origine de la contamination et de prendre toute mesure prophylactique utile.

Exécution et contrôle des mesures d'hygiène.

Sous peine de rester à l'état de lettre morte l'exécution des mesures qui précèdent veut être surveillée.

A cet effet, le règlement prévoit (S. S. C. art. 48) que dans les cantonnements et bivouacs qui doivent être occupés plusieurs jours consécutifs, il est institué une COMMISSION DE SALUBRITÉ composée du major du cantonnement et du médecin le plus élevé en grade, conseiller technique. C'est à cette commission qu'incombe le soin de faire exécuter les prescriptions relatives à l'hygiène. En somme elle assume les fonctions de direction.

Elle trouve ses agents d'exécution dans les corvées demandées aux diverses unités qui occupent le cantonnement et principalement dans les ÉQUIPES SANITAIRES de 8 hommes par bataillon dont l'organisation a été conseillée par le Général commandant en chef. (Note 9031 D.A 16 décembre 1914). La division du cantonnement en secteurs permet, le cas échéant, de déterminer les responsabilités si les prescriptions du commandement sont oubliées.

Habituellement les corvées des corps suffisent à l'entretien de la salubrité du cantonnement ; mais il est des circonstances (épidémies, localités plus malpropres qu'à l'ordinaire, régiments notoirement fatigués, etc...) où ces moyens deviennent insuffisants. On doit alors faire coopérer aux mesures d'assainissement les groupes de brancardiers, et plus particulièrement, celui des brancardiers de corps, lorsqu'ils ne sont pas utilisés pour la relève et le transport des blessés. (Circ. 5.124/S du 15 avril 1915). De même il est possible de faire appel à la section d'hygiène et de prophylaxie du laboratoire de bactériologie d'armée.

En principe, la troupe, au moment de son départ, doit nettoyer le cantonnement qu'elle occupait. En fait, les localités où se succèdent des unités différentes se trouvent souvent dans un état d'entretien défectueux, nul ne cherchant à modifier une situation dont les désagréments ne doivent être, pour lui-même, que temporaires. « Il pourrait être remédié à cet inconvénient en mettant à demeure dans les cantonnements les plus importants et les plus fréquemment occupés, un officier choisi parmi ceux ayant besoin momentanément de repos et qui remplirait, quelles que fussent les unités stationnées dans la localité, les fonctions de major du cantonnement. Cet officier serait en possession d'ordres écrits qui lui permettraient d'obtenir des unités qui se succèdent toutes les corvées nécessaires ». (Circ. du G. Q. G. du 11 septembre 1915).

L'action de contrôle des médecins divisionnaires sur toutes les mesures d'hygiène et de prophylaxie doit être incessante. (Circ. 9265/S du 28 juin 1915).

Règlement des dépenses relatives à l'hygiène des cantonnements.

L'imputation des dépenses relatives à l'hygiène dans les corps de troupe et les cantonnements est réglée par une décision du ministre. (N° 19113, 2/7 du 15 septembre 1915).

« 1° Les dépenses résultant de l'organisation d'infirmeries ou de la construction de feuillées et de fours crématoires sont imputables au budget du génie.

2° Les dépenses relatives aux bains-douches et aux récipients pour l'eau potable sont à la charge du service de l'Intendance qui en assurera le remboursement aux corps sur les crédits du chapitre 32.

3° Sont imputables au budget du Service de Santé, chapitre 36, les dépenses occasionnées par la désinfection des locaux occupés par la troupe, des effets d'habillement et de couchage, des feuillées, etc...

Les matières et produits nécessaires pour la désinfection doivent être délivrés gratuitement aux corps de troupe par le Service de Santé ; les dépenses que les corps pourront être amenés à effectuer directement pour cet objet leur seront remboursées sur les crédits du dit service par l'intermédiaire des fonctionnaires de l'Intendance dans les conditions réglementaires. » (Circ. 10.796 du G. Q. G., 17 septembre 1915).

CAPACITÉ DES RÉCIPIENTS USUELS

Cuillerée à bouche......	renferme.	15 cc
Cuillerée à café........	—	5 cc
Cuillerée à dessert......	—	7 cc 5
Un quart..............	—	250 cc
Une gamelle...........	—	1400 cc
Un bidon	—	1000 cc
Un seau en toile........	—	10 l.
Un plat de campement..	—	10 l.
Une marmite de campement...............	—	4450 cc
Son couvercle..........	—	1430 cc
Un verre ordinaire......	—	200 cc
Un verre à Bordeaux..	—	50 cc
Un verre à Madère....	—	75 cc
Une douille vide de cartouche française......	—	4 cc 5
Une barrique ordinaire	—	220 l.

CHAUFFAGE

Le problème du chauffage se pose dans deux circonstances : à propos de l'*alimentation* et de l'*habitation.*

En outre, à proximité de l'ennemi, seule est acceptable la solution qui réalise *le feu sans fumée.*

Ces remarques préliminaires précisent les points à traiter.

I. — Le chauffage des aliments.

1° Le combustible ; Rations réglementaires

(*B. O.*, *v.* 94 *bis*, annexe n° 3.

(Note 8.128/DA du 8 déc. 1915.)

Ration individuelle d'ordinaire aux troupes en station, logées ou cantonnées chez l'habitant, lorsque ce dernier ne fournit pas le combustible :

Bois	0 kg. 850
ou Charbon	0 kg. 530

Il est alloué pour l'allumage 500 gr. de bois par 20 rations de charbon (25 gr. par ration).

NOTA. — Dans les cas exceptionnels ou il y aurait lieu d'allouer exclusivement des rations individuelles pour la préparation du café, leur taux sera le suivant :

Bois	0 kg. 050
ou Charbon	0 kg. 030

Avec double ration pour les sous-officiers à solde journalière et les parties prenantes traitées comme eux.

2° LES FOYERS

La question est résolue, dans la plupart des unités, par l'existence des *cuisines roulantes*. Là où elles manquent, en particulier dans les ambulances, on aura recours, suivant les circonstances, à l'un des procédés de fortune suivant :

FOYERS EXTEMPORANÉS. — On construit ces foyers en les

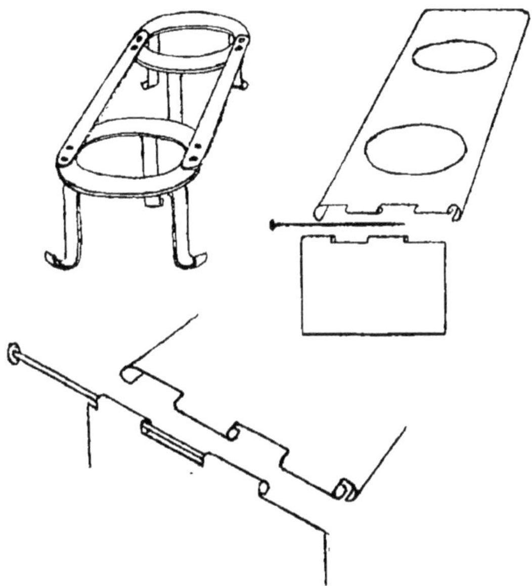

Fig. 17. — Fourneau improvisé démontable.

adossant à un mur ou à un talus et en les orientant face au vent :

1° *Au-dessus du sol.* — Disposer deux rangées parallèles de pierres ou de briques, moins espacées que la largeur de la marmite, assez élevées pour que le foyer ait une hauteur de 0 m. 20 ; on peut réunir côte à côte plusieurs foyers.

2° *Au-dessous du sol.* — Dans un talus creuser une tranchée de même largeur, profonde de 0 m. 20.

Dans les deux cas établir à l'aide de pierres, briques ou mottes de gazon une cheminée d'appel de 0 m. 40 (SALLE).

FOURNEAU DÉMONTABLE (LEFILLIATRE). — Deux trépieds ordinaires sont unis solidement à l'aide de deux tiges de fer plates, rivées à demeure, de manière à figurer deux tangentes extérieures aux cercles des trépieds et parallèles entre elles (fig. 17).

Une plaque de tôle perforée de deux trous (correspondant à ceux des trépieds) forme couvercle ; ses bords latéraux, légèrement recourbés par dessous, font office de glissière sur les tiges métalliques d'union.

Au bord antérieur du couvercle est enfin adaptée, par un mode d'articulation quelconque, une plaque métallique de rabattement, de même hauteur et de même largeur que le trépied : c'est la porte du foyer qui permettra d'en régler le tirage.

Ce fourneau s'encastre dans une petite tranchée de même dimension.

Four a rôtir (Lefillatre). — Ce four de fortune est fait essentiellement d'un récipient cylindrique (de carbure de

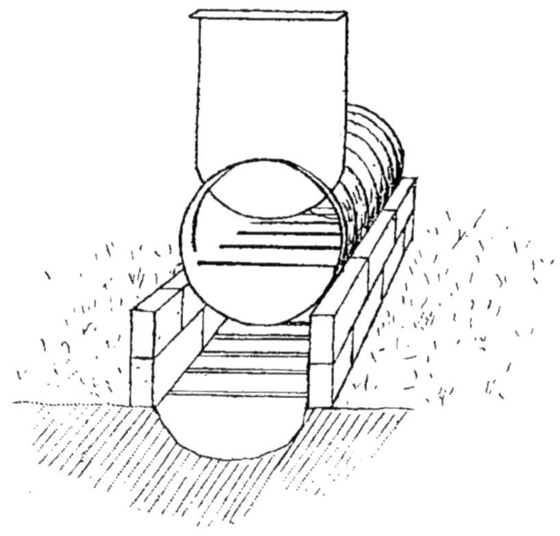

Fig. 18. — Four à rôtir. (Lefillatre.)

calcium par exemple) hors d'usage et privé de son couvercle primitif. A deux centimètres du rebord libre, la paroi est incisée à la cisaille ou au burin sur toute sa demi-circonférence. Dans cette fente glissera, faisant office de porte mobile, une plaque de tôle de dimensions adéquates et tailllée à sa partie inférieure en courbe de même rayon que le cylindre. Enfin, dans l'intérieur, des tiges métalliques ou du fil de fer courant d'une paroi à l'autre dans un plan horizontal, constitueront un support pour le plat à rôtir.

Ainsi confectionné, le four sera posé sur un foyer de briques du type ordinaire avec cheminée de tirage et, noyé si possible dans la terre glaise, pour la meilleure conservation de la chaleur (fig. 18).

Le dispositif permet de préparer la viande sous une forme appétissante et réalise une économie de temps très appréciable (d'un tiers environ) sur les autres modes de cuisson.

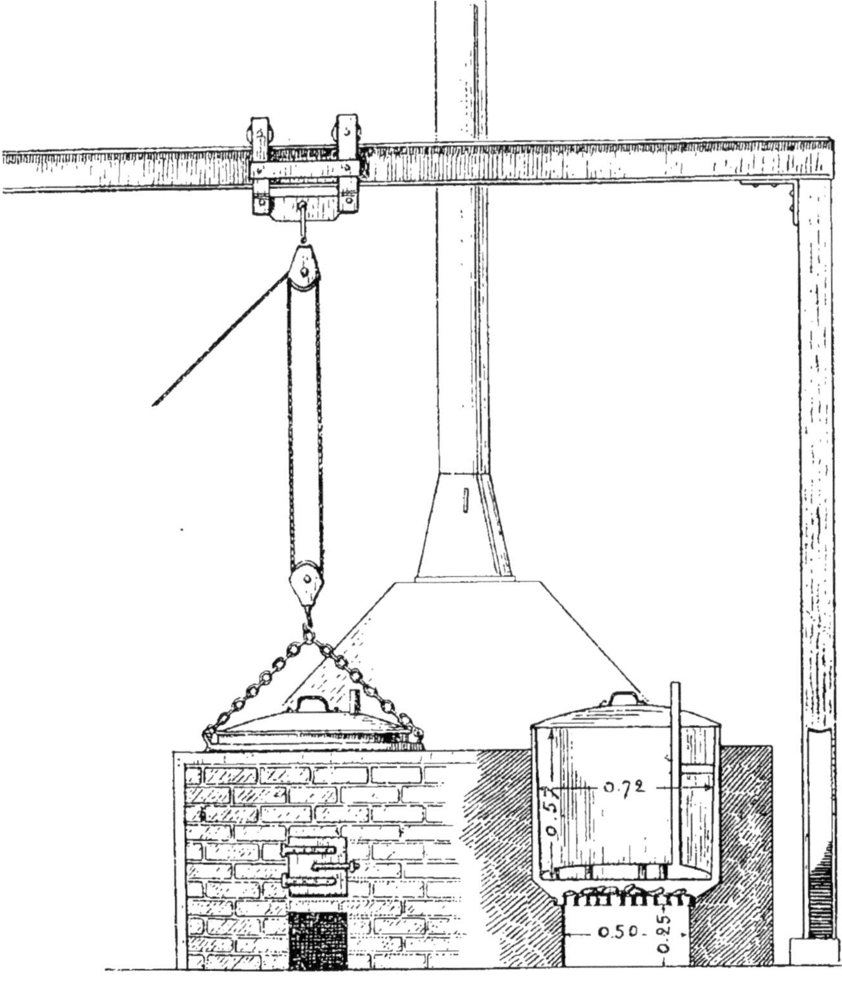

Fig. 19. — Marmite pour l'ébullition du lait

MARMITES POUR L'ÉBULLITION DU LAIT. — Ce cas plus particulier mérite cependant qu'on l'envisage, car la nécessité de stériliser le lait, par grandes quantités à la fois, cause nombre de déboires dans les formations sanitaires improvisées, dépourvues d'outillage spécial. Ou bien ce lait brûle, ou bien, porté à une température insuffisante, il fermente et, avant consommation, tourne à l'aigre.

Or, les marmites en cuivre de 200 et de 300 litres qu'on trouve dans les approvisionnements du Service de Santé (en vue surtout de la dotation d'hôpitaux temporaires) peuvent subir facilement une légère transformation qui les rend propres à la chauffe du lait. Il suffit qu'elles soient pourvues intérieurement d'un double fond en cuivre, étayé sur quelques tiges métalliques et bien exactement soudé aux parois. Ainsi est réalisé une sorte de réservoir inférieur, de 5 cm. de haut, qu'un tube vertical de 3 cm de diamètre relie à l'extérieur et permet de remplir d'eau. C'est par l'intermédiaire de cet écran d'eau, sorte de bain-marie partiel, répartiteur de la chaleur du foyer, que s'effectue désormais sans accident, le chauffage progressif du lait. Il faut seulement avoir soin de remplacer l'eau du réservoir à mesure des pertes dues à l'évaporation : la suppression de la vapeur qui s'échappe normalement du tube vertical témoignerait, le cas échéant, de l'urgence à procéder à ce renouvellement. (PENAU, hôpital 13, Verdun) (fig. 19.)

II. — Le chauffage des locaux.

1° LE COMBUSTIBLE. — RATIONS RÉGLEMENTAIRES. — L'annexe n° 3 du règlement sur l'alimentation en campagne (*B. O.*, V. 94 *bis*, p. 72), indique pour le chauffage d'hiver les rations suivantes :

Ration individuelle due aux troupes bivouaquées (et pouvant être allouée aux autres troupes sur l'ordre du commandement) :

Bois	1 kg.
ou Charbon	0 kg. 600

Le commandement peut accorder des suppléments de ration.

Les sous-officiers à solde journalière et les parties prenantes traitées comme tels, ont droit à la double ration, qu'il s'agisse de la cuisson des aliments, de la préparation du café ou du chauffage d'hiver.

2° LES PROCÉDÉS DE CHAUFFAGE. — En dehors des moyens usuels, poêles et fours de fonte ou de briques, les dispositifs qu'on peut adopter pour rendre supportable en hiver la température des tentes et abris sont d'un usage précaire et non toujours sans danger.

a) Pour le chauffage de tentes exigües il suffit de quelques briques qui, après avoir été exposées à la chaleur d'un foyer, sont placées dans une petite tranchée au milieu de l'abri et recouvertes légèrement de gazon ou de terre ; on les renouvelle aussi souvent qu'il est nécessaire.

b) Dans le cas des tentes de dimensions plus grandes, on peut disposer, à partir d'un foyer extérieur, des canalisations traversant la tente. Ces conduites sont : ou bien complètement dissimulées dans le sol et recouvertes de tuiles, de briques ou de dalles de pierre, ou bien constituées par des tuyaux de grès, des tuyaux de poêle ou des gouttières à demi enterrées. On peut remplacer les matériaux précédents par des feuilles de fer blanc de 1 m. et plus de longueur, de 1/2 mm. d'épaisseur, que l'on courbe en gouttière presque fermée de 0 m. 10 de diamètre et que l'on encastre dans un sillon, les bords libres en dessous, la surface extérieure convexe affleurant le sol.

En tout cas il faut bien boucher les joints de la canalisation de manière à prévenir toute intoxication par les fumées.

c) Si la tente ou l'abri est assez vaste on y peut installer à l'intérieur le foyer lui-même : cheminée de briques ou poêle improvisé ; un récipient cylindrique de carbure de calcium hors d'usage (ou plus simplement encore une feuille de tôle courbée en tronc de cône), surmonté d'un tuyau et pourvu au ras du sol d'une ouverture de chauffage, fera l'office de poêle ; poêle rudimentaire, certes, dont les joints devront être soigneusement lutés à l'argile et où le seul combustible à employer sera le bois et quelques menus branchages.

Le problème se complique encore, à proximité de l'ennemi, par la nécessité de ne point faire de fumée.

III. — Le problème du feu sans fumée.

a) Une première solution consiste dans l'emploi du *charbon de bois* ou du *coke* qu'on brûle dans un *brasero*.

Ce brasero sera un récipient métallique quelconque, per-

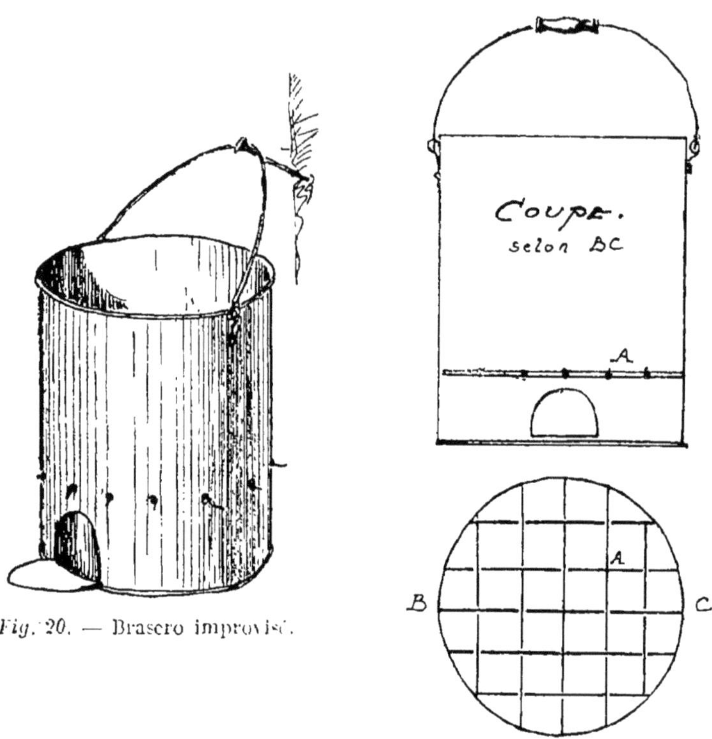

Fig. 20. — Brasero improvisé.

Fig. 20 bis. — Brasero improvisé.

foré de plus ou moins nombreux trous. Le troupier a vite fait de transformer dans ce but une vieille marmite de campement, une gamelle jetée au rebut, quelque casque plus ou moins hors d'usage et le voici déjà qui souffle le feu à l'aide d'un fourreau de baïonnette percé, ou qui active l'allumage du charbon en balançant son récipient au bout d'un fil de fer, à l'égal d'un encensoir. Il existe d'ailleurs des modèles moins rudimentaires et sans doute plus recommandables : tels ceux dont suivent les dessins (fig. 20 et 21).

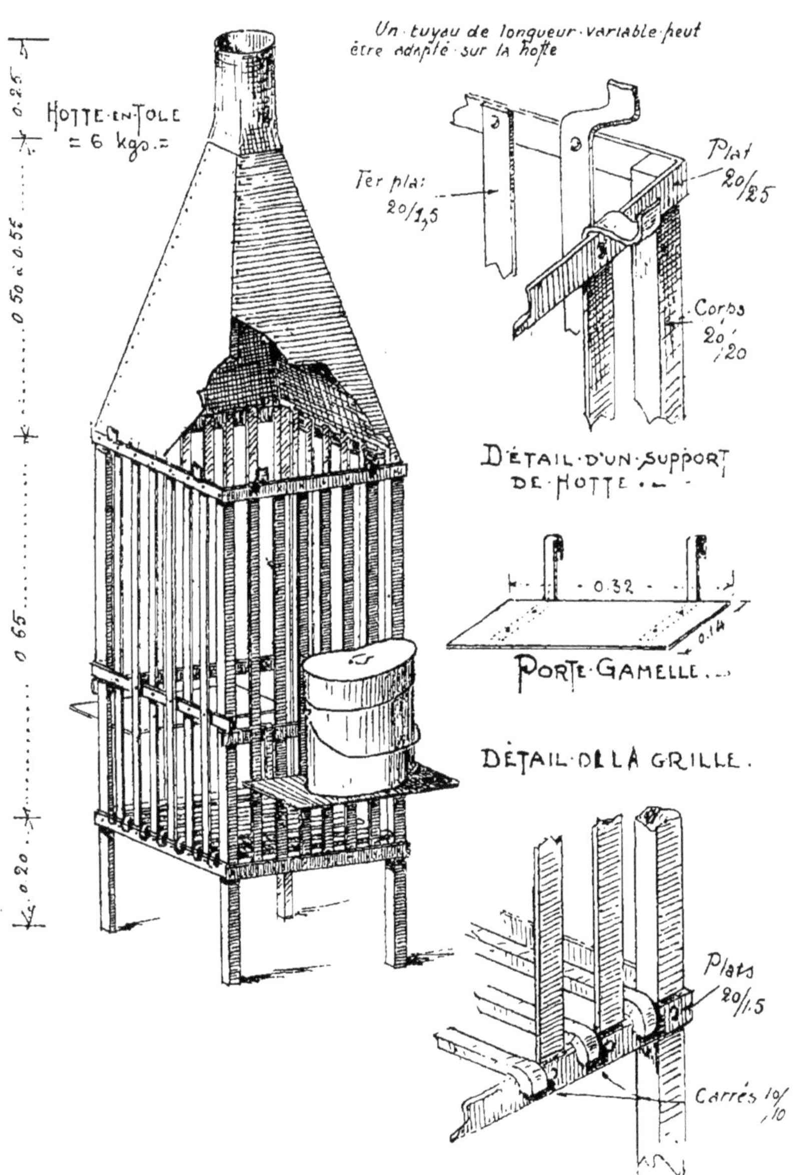

Fig. 21. — Brasero (type de la 1re Armée).

L'usage du brasero est à deux fins : chauffage du repas et du local. Ce n'est, à ce dernier point de vue, qu'un pis aller, car son emploi dans un abri souterrain clos et mal aéré expose à des accidents d'intoxication.

b) Avec l'alcool solidifié et un réchaud rudimentaire fait d'une boîte de conserve, il est possible, même en première ligne, de préparer des boissons chaudes et de réchauffer les aliments. Ainsi l'usage s'en est définitivement établi et sa fourniture entre dans les ravitaillements réglementaires.

On sait que l'alcool solidifié est de l'alcool incorporé à du savon. On peut le préparer de la manière suivante :

Savon de Marseille *sec* et rapé......	30 gr.
Alcool dénaturé......................	100 cm^3

Faire tiédir l'alcool au bain-marie, y verser le savon et agiter jusqu'à dissolution. Couler le liquide pâteux obtenu dans des boîtes en fer blanc (genre boîte de cirage par exemple). Chaque boîte devient un petit réchaud pouvant se transporter dans la poche.

Si on emploie des boîtes de conserves il faut préférer celles de lait condensé (de 250 gr.) qui ne sont pas soudées, mais serties par pression. De deux boîtes, l'une servira de réchaud-support quand on aura découpé, dans son bord libre, des dents ; l'autre, réduite de hauteur par une section horizontale et légèrement élargie sur l'enclume, formera couvercle

Une boîte de 200 gr. brûle plus de 2 heures et peut porter à l'ébullition le contenu de deux bouthéons : soit 6 litres. L'alcool brûle, le savon demeure comme résidu.

En principe, une boîte allumée doit être utilisée en entier ; cependant on peut l'éteindre par simple application du couvercle.

c) Enfin on a très ingénieusement pensé à utiliser pour la préparation des aliments, la chaleur que dégage l'hydratation de la chaux vive (ROUGET).

Deux caisses : l'une extérieure, de bois : l'autre intérieure, de métal, emboîtées l'une dans l'autre et séparées par une couche de substance isolante (sciure de bois, feutre, laine) constituent une sorte de marmite norvégienne propre a conserver au mieux la chaleur dégagée au cours de la réaction.

La chaux est répandue d'abord dans la caisse métallique en une couche de 1 à 2 cm ; puis on y dépose — hermétiquement fermé — le récipient qui contient la préparation culinaire ou la boisson hygiénique ; puis on introduit de la chaux tout autour et on ajoute l'eau. (Les proportions en poids doivent être de 1/3 d'eau pour 2/3 de chaux vive). On ferme enfin la boîte métallique, puis la caisse extérieure.

Dans ces conditions, 5 kgr. de chaux vive et 1 kgr. 175 d'eau permettent de porter et de maintenir pendant 3 heures à 97 et 100° la quantité d'eau de 2 bouthéons (soit 6 litres). Au bout de 12 heures cette température reste encore aux environs de 60°.

Le matériel opératoire peut être encore simplifié : un trou creusé en terre remplace la caisse de bois, des débris de paille bien tassée jouent l'office de garniture isolante dont l'épaisseur ne doit pas être moindre de 0 m. 20.

Ce mode de chauffage, dans les régions nombreuses où existent des fours à chaux, est fort recomandable. Il n'exige aucune surveillance, il est peu onéreux et, par ailleurs, la chaux éteinte qu'il fournit comme résidu, trouve son utilisation en tant qu'antiseptique à la désinfection des feuillées.

COUCHAGE ET LITS IMPROVISÉS

Litière.

La litière de paille, même entourée d'un cadre de planches ou de branchages pour éviter qu'elle ne soit dispersée et piétinée, n'est qu'un pis aller, le plus médiocre des procédés de couchage, qu'on doit remplacer partout dès qu'on le peut, par un plus hygiénique et plus confortable.

Litière sur isolateurs ; claies.

Un perfectionnement très appréciable consiste à disposer des claies au-dessus du sol, en utilisant comme support deux

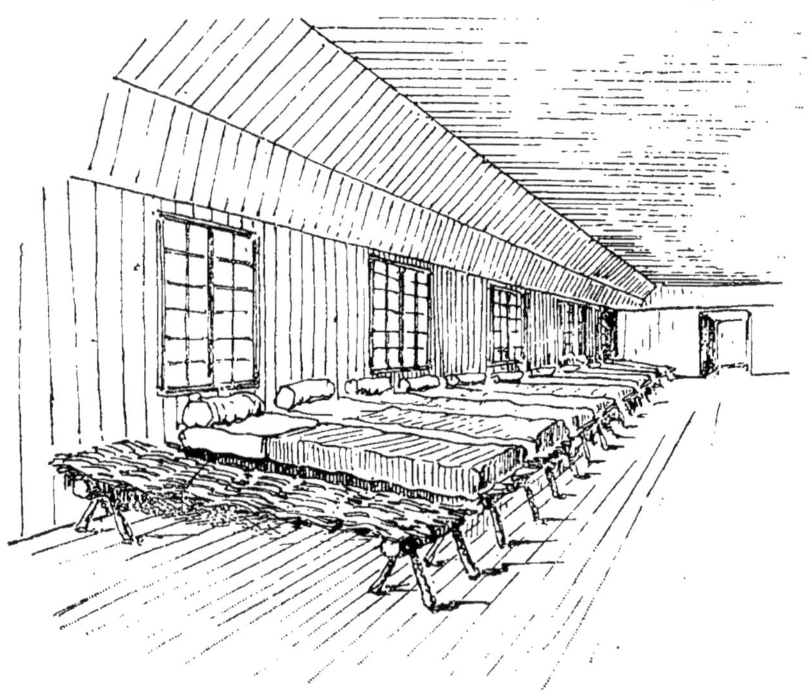

Fig. 22. — Lit-claie.

traverses parallèles (madriers ou troncs d'arbre) qu'étayent, de distance en distance, de petits rondins plantés verticalement dans le sol. Sur ce lit de camp, élastique et légèrement incliné par la surélévation de la traverse de tête, on dispose la paille en ayant soin de la feutrer pour augmenter encore la souplesse de la litière.

Le dispositif précédent, de type collectif, peut être facilement rendu individuel, au prix, il est vrai, d'une utilisation moins économique de l'espace disponible. Il suffit que la

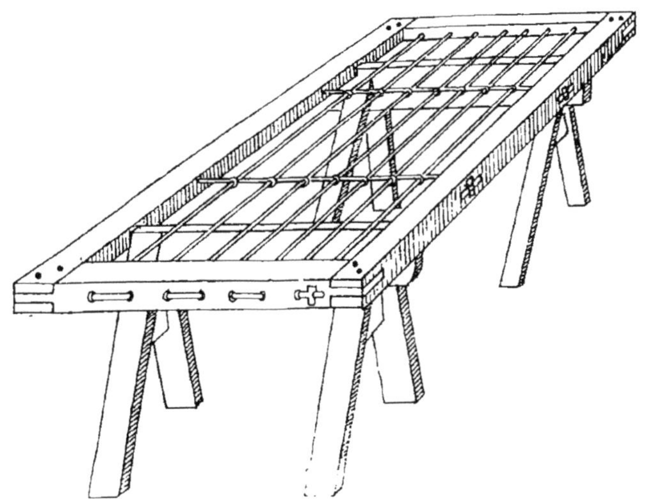

Fig. 23. — Lit improvisé à cadre tendu de cordes.

claie-sommier repose sur deux chevalets. Ces chevalets sont faits d'un gros rondin — support transversal — creusé à l'aide d'une tarière (de 3 cm. de diamètre) vers chacune de ses extrémités, de deux trous obliques où s'engage le bout effilé de forts bâtons formant pieds divergents. La litière de paille est avantageusement remplacée par des paillassons tressés (p. 26-27) et, mieux encore, dans les formations sanitaires, par la literie, paillasse, traversin (rempli, si possible, de balle d'avoine), draps et couvertures retirés des approvisionnements de la Section d'Hospitalisation (fig. 22).

Lits improvisés démontables.

C'est en s'inspirant du même type qu'on réalisera le plus pratique des lits transportables : quatre ou cinq lattes souples (de 1 m. 90) sont clouées sur deux traverses de bois (de 0 m. 80) assez épaisses (0 m. 04). A chacune de leurs extrémités les traverses sont creusées à la tarière de deux trous obliques à 45° ; dans ces trous s'engagent en guise de pieds de forts bâtons (de 0 m. 35). Ces pieds sont évidemment démontables, interchangeables et faciles à remplacer extemporanément. En somme, il s'agit d'une *claie sur chevalet, avec cette particularité que la traverse d'assemblage des lattes et la barre d'appui du chevalet ne font qu'un : ce sont*

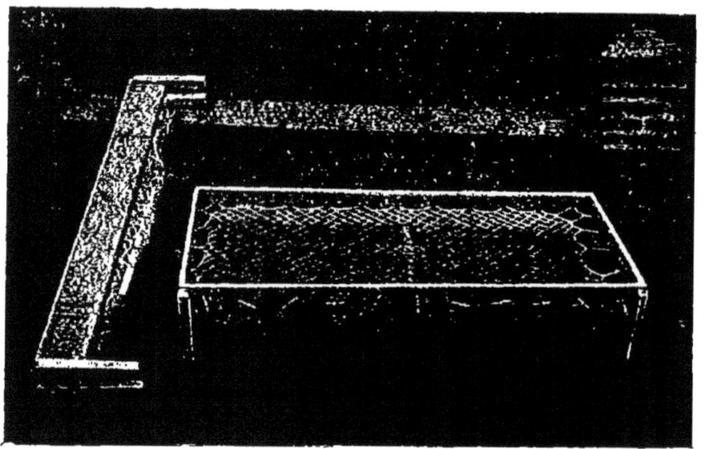

Fig. 24. — Lit démontable (Modèle SENCERT).

les pieds qui sont mobiles. Débarrassées de leurs pieds, les claies s'empilent les unes sur les autres et se transportent sans difficulté, accrochées sous les fourgons de l'ambulance. En raison de leur médiocre épaisseur et de leur faible poids, on peut en suspendre un lot de six à huit à chaque véhicule. L'ambulance transportera ainsi avec elle une trentaine de lits immédiatement disponibles (A. TOURNADE).

Dans le même ordre d'idées, et en utilisant toujours comme support des chevalets, on peut remplacer les lattes par un cadre de bois garni soit d'un grillage métallique (dispositif léger, propre, solide, mais peu élastique), soit d'un entrecroisement de cordes (de 7 m/m), comme dans le modèle de l'ambulance 5/13 (Circ. 4.918/S), soit d'un filet de marine (SENCERT. *Presse Médicale*, 8 avril 1915) (fig. 23 et 24).

La réalisation d'un type de lit démontable se prêtant aisément au transport, a vivement sollicité, comme on voit, l'ingéniosité des médecins : les modèles proposés sont innombrables, il faut renoncer à les signaler tous. Certains ont eu les honneurs d'une description illustrée dans les circulaires de la Direction générale du Service de Santé ; on voudra bien s'y reporter (Circ. 4.554/S). Cependant, nous retiendrons encore deux modèles : l'un, fournit à volonté trois bancs ou un châlit avec dossier, et par cette adaptation à deux fins, paraît surtout indiqué dans les hôpitaux d'évacuation où, suivant le genre de blessés et l'heure de la journée, ce sont tantôt les sièges, tantôt les moyens de couchage qui deviennent nécessaires En voici d'ailleurs la description détaillée :

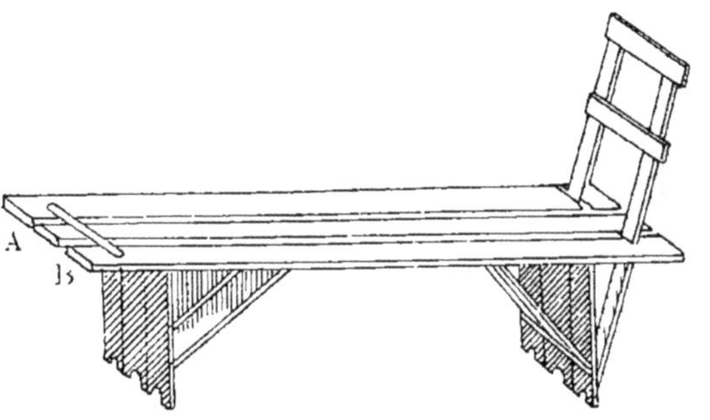

Fig. 25. — Lit-banc de l'Ho E 32.

« Le lit-banc improvisé de l'Hôpi-

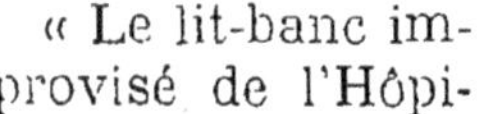

tal d'évacuation 32 est constitué par l'assemblage de *trois bancs* et d'un *dossier*, dont les montants, engagés obliquement dans une ouverture pratiquée sur la partie formant la tête du lit des bancs 1 et 3, assure la fixité du lit. Une traverse AB (fig. 25), munie de trois cheville pénétrant dans les trous pratiqués vers l'extrémité de chaque banc formant le pied du lit, empêche de même l'écartement des bancs à cette extrémité.

Chaque banc se compose :

1° D'une planche horizontale formant le siège du banc ;

2° De deux pieds rendus mobiles par un jeu de charnières ;

3° De deux jambes de force J et J' (fig. 26). Ces jambes, de forces mobiles se glissent entre deux tasseaux T et T' formant glissière et ont pour but, ainsi que le tasseau T'', placé du côté opposé et au sommet de chaque pied, d'assurer au banc

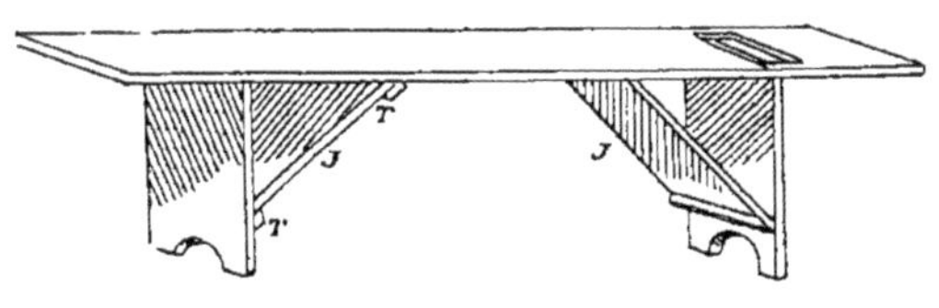

Fig. 26. — Un banc isolé.

sa fixité. Les tasseaux taillés en biseau, rendent impossible l'échappement des jambes de force.

Le banc peut se replier (fig. 27), grâce à la mobilité de chaque pied. Les jambes de force enlevées se placent entre les glissières G et G' une fois le banc replié. »

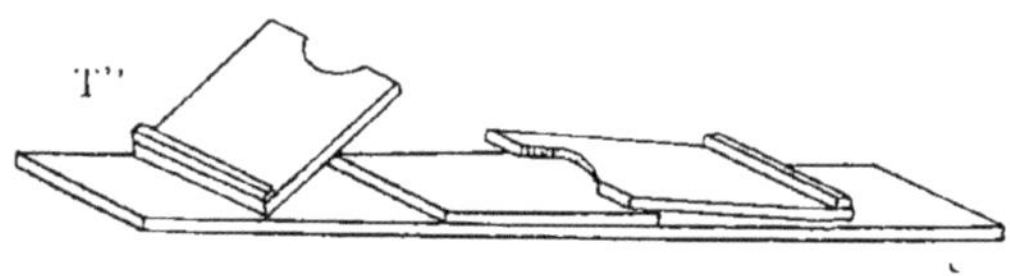

Fig. 27. — Ce banc replié.

Enfin, citons un dernier modèle, dont la figure ci-jointe, plus clairement que toute description, indique le dispositif : il se recommande par son montage simple et solide à l'aide de chevilles (fig. 28).

Mais tous les procédés jusqu'ici indiqués exigent, même

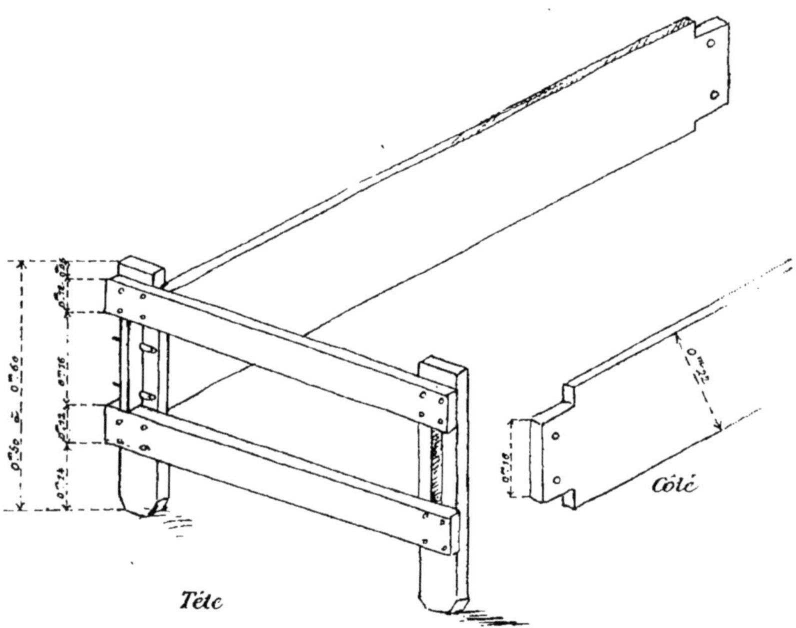

Fig. 28. — Lit démontable.

les simples claies, du temps et du matériel. Dans certains cas où il faut faire vite, on pourra recourir au procédé de Ferrier : deux rangées de quatre chaises (opposées par leurs bords antérieurs, tandis que les dossiers forment des montants latéraux), constituent un support solide, sinon élastique, pour la literie. Un tel dispositif sera facile à réaliser extemporanément, par exemple dans les églises, les salles de réunion, généralement pourvues d'un grand nombre de sièges. Lorsqu'on voudra pratiquer un examen ou un pansement, il suffira d'enlever latéralement la chaise correspondante à la région blessée.

DÉSINFECTION

(Notice n° 7 S. S. I)

A. — Procédés généraux.

Les moyens à mettre en œuvre pour effectuer les désinfections sont de deux ordres : les antiseptiques en poudre, en solution ou en vapeur ; la chaleur, qu'il s'agisse d'incinération, d'ébullition ou d'étuvage.

I. — Désinfection par les antiseptiques.

a) Poudres antiseptiques.

C'est surtout le chlorure de chaux, le sulfate ferrique, la chaux vive qu'on emploie à l'état pulvérulent. Chacune de ces substances a sa qualité dominante : le chlorure de chaux est désodorisant, le sulfate ferrique antifermentescible et momifiant ; la chaux vive comburante et destructive des matières organiques.

b) Solutions antiseptiques usuelles

Les solutions désinfectantes ne doivent jamais être contenues dans des bouteilles à vins, ni dans des bouteilles d'eau minérale, mais dans des flacons en verre coloré, entourés d'une bande de papier rouge orangé et portant outre l'étiquette qui indique la nature et le titre de la solution, une étiquette en papier rouge orangé, sur lequel le mot « poison » est inscrit en gros caractères. Les solutions antiseptiques les plus usuelles sont :

Le *formol*, livré dans le commerce en solution à 40 %

d'aldéhyde formique ; il doit être employé à trois titres différents, suivant l'usage qu'on en veut faire :

pour immersion.....	Formol commercial....	30 cm³
	Eau.........	970 cm³
pour pulvérisation..	Formol......	125 cm³
	Eau.........	875 cm³
pour évaporation à chaud............	Formol......	1000 cm³
	Eau.........	200 cm³

Le *chlorure de zinc*, en solution à 5 %. C'est un bactéricide très médiocre.

Le *sulfate de cuivre* à 5 % imprime au linge des taches indélébiles.

Le *sulfate ferrique* en bouillie, à 10 %.

Le *chlorure de chaux*, préparé de la manière suivante : délayer peu à peu 100 grammes de chlorure de chaux dans un litre d'eau, étendre la bouillie ainsi obtenue de 10 fois son volume d'eau. La puissance de cet antiseptique est considérablement accrue lorsqu'il agit à chaud. On diluera donc de préférence la bouilie au 1/10e avec de l'eau à 40° ou 60° ; le chlore attaquant tous les métaux, cette solution sera faite dans des vases en terre vernissée.

L'*eau de Javel* à 2 %.

Le *sublimé* en solution à 1 pour mille. L'addition de 2 gr. de sel marin par litre augmente l'efficacité de l'antiseptique en entravant la coagulation des albumines. La solution ne doit se faire que dans des vases en terre vernissée, en fonte ou en tôle émaillée, avec de l'eau bouillante. La solution s'altère si elle n'est pas employée dans les 24 heures. Antiseptique d'un maniement dangereux. Se rappeler qu'il fixe les taches de sang.

L'*acide phénique*, en solution de 2 à 5 %, ne coagule pas l'albumine.

L'*huile lourde de houille* en émulsion mélangée à l'eau dans la proportion de 50 à 100 pour mille, constitue plutôt un désodorisant et surtout un isolant employé pour les urinoirs.

Le *crésyl sodique* à 2 ou 5 %, bon désodorisant.

Le *lait de chaux*, qu'on obtient en délitant de la chaux vive par addition ménagée de la moitié de son poids d'eau : puis en mélangeant la poudre obtenue avec le double de son volume d'eau. Ce lait de chaux ne conserve son pouvoir désinfectant que dans un récipient bien bouché et pendant peu de jours.

Les solutions antiseptiques s'emploient en lavage ou en pulvérisation.

Si on recherche une action désodorisante on aura recours de préférence au chlorure de chaux ou au crésyl ; s'il s'agit d'obtenir une action antiputrescible et momifiante, on choisira le sulfate ferrique, le chlorure de zinc, le formol.

c) Vapeurs antiseptiques

Se rappeler que ce mode de désinfection agit exclusivement en surface, d'où la règle générale d'étaler et d'exposer tout déployés les objets à traiter, les étoffes et vêtements en particulier. On emploiera surtout les vapeurs de formol et d'anhydride sulfureux.

FORMOLISATION

Pour obtenir du formol les meilleurs résultats il faut multiplier les foyers générateurs d'aldéhyde formique à proportion de l'espace à saturer de vapeurs (soit 1 foyer pour 80 m³) ; la quantité d'antiseptique nécessaire est de 4 gr. d'aldéhyde formique, soit 10 gr. de solution formolée du commerce par mètre cube.

La durée de contact des locaux et des objets avec les vapeurs désinfectantes doit être de 24 heures. On ventile alors les pièces et on en facilite au besoin la désodorisation par la projection de quelques cm³ d'une solution d'ammoniaque.

Il existe des appareils spéciaux qui libèrent l'aldéhyde formique soit par vaporisation d'une solution de formol, soit par décomposition du trioxyméthylène.

Le fumigator Gonin, réglementaire dans l'armée (Circ. du 30 avril 1906. V. 83. p. 187), « est constitué par une cartouche de cuivre, contenant la substance antiseptique à volatiliser par la chaleur, c'est-à-dire le trioxyméthylène. Cette cartouche est entourée d'une pâte qui, allumée à sa partie supérieure, brûle lentement, sans flamme, et porte bientôt le trioxyméthylène cristallisé à une température où il se volatilise rapidement, sans brûler ni s'altérer, en donnant naissance à d'abondantes vapeurs d'aldéhyde formique »

Il existe des cartouches de volume différent, ce qui permet de les adapter à tous les cubages et de multiplier à volonté le nombre des foyers de production du gaz.

En l'absence de ces appareils ou de cartouches on utilisera l'un des procédés suivants :

a) *Vaporisation à chaud par le procédé Flügge.* — Dans un récipient à fond plat, ou une simple bouilloire, on fait évaporer à l'aide d'une source de chaleur quelconque (lampe à alcool, à pétrole, poêle), de la formaline du commerce, étendue de quatre fois son poids d'eau. La quantité nécessaire de solution formolée commerciale pure sera calculée à raison de 8 à 10 cm³ pour 1 m³ de l'espace à désinfecter.

b) *Formolisation à froid.* — Exige par m³ de local à désinfecter :

1°	Formol à 40 %......................	20 cm³
	Eau..............................	20 cm³
2°	Permanganate de potasse en cristaux.	8 gr.

On place d'abord le permanganate dans un vaste récipient puis on y verse la solution formolée dédoublée. La réaction de décomposition est très vive et débute immédiatement ; elle est complète en dix minutes. Un temps de contact de 6 à 8 heures est dès lors suffisant. Outre sa simplicité et sa rapidité, le procédé offre l'avantage de supprimer tout foyer et, partant, tout risque d'incendie.

c) *Procédé au drap.* — Tremper un drap dans la solution :

Formol..............................	150 cm³
Eau.................................	600 cm³
Chlorure de calcium.................	100 cm³

(pour 10 m³ de local) puis le déployer sur une corde tendue au milieu de la pièce.

Durée d'exposition nécessaire : 24 à 36 heures.

SULFURATION

La désinfection par l'acide sulfureux, sous sa forme la plus simple, peut s'opérer dans un local quelconque, pourvu qu'il soit parfaitement clos (chambre, grand placard, grande caisse, fourgon tapissé intérieurement de papier d'emballage) ; des fils métalliques ou des cordes tendus permettent

Pour que la désinfection soit efficace, il faut :

de déployer et d'étaler couvertures et vêtements (fig. 29).

1° Employer 40 gr. de soufre en canon par m³ ;

2° Assurer au moins huit heures de contact des objets à stériliser avec l'anhydride sulfureux.

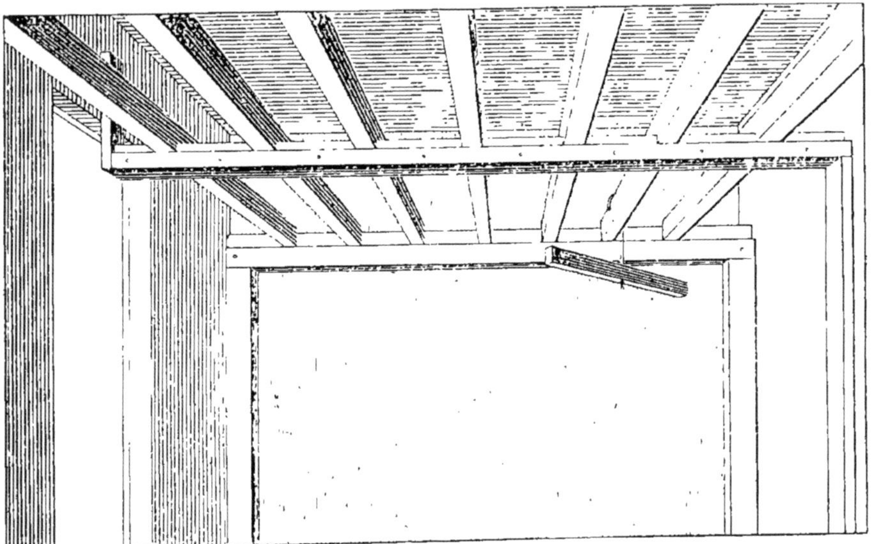

Fig. 29. — Chambre de sulfuration : dispositif pour la suspension des effets.

On accroît le pouvoir bactéricide du procédé en mouillant les parois du local, soit, mieux, en plaçant les récipients en poterie où brûle le soufre dans un plat contenant déjà une certaine quantité d'eau, pour faciliter la formation de petites quantités d'acide sulfurique. Ce dispositif a l'avantage de conjurer en outre le risque d'incendie. On allume facilement le soufre en l'arrosant au préalable d'un peu d'alcool à brûler.

Dans la sulfuration des locaux le fer, le cuivre, les dorures, qui s'altèrent très facilement, doivent être préalablement enduits d'un corps gras.

Le procédé a contre lui l'odeur désagréable qu'il communique d'une manière assez durable aux appartements et aux étoffes.

La sulfuration s'applique encore à l'aide d'appareils divers tels que le « Clayton », qui brûle le soufre dans un four spécial et projette l'anhydride sulfureux dans le local à désinfecter; tel encore le « Marot et Sanito-Clœner », qui utilise l'acide sulfureux liquide ; mais ce ne sont plus là des procédés de fortune.

II. — Désinfection par la chaleur.

1° INCINÉRATION

(Circ. 247/DA 24 avril 1915.)

Tous les objets sans valeur, paille, foin, chiffon, papier, pièces de pansements, décombres, fumier, débris de végétaux et d'animaux doivent être incinérés.

La construction de fours facilitera cette pratique.

Types d'incinérateurs. — « Les plus simples de ces incinérateurs couramment usités dans les campements de l'Inde,

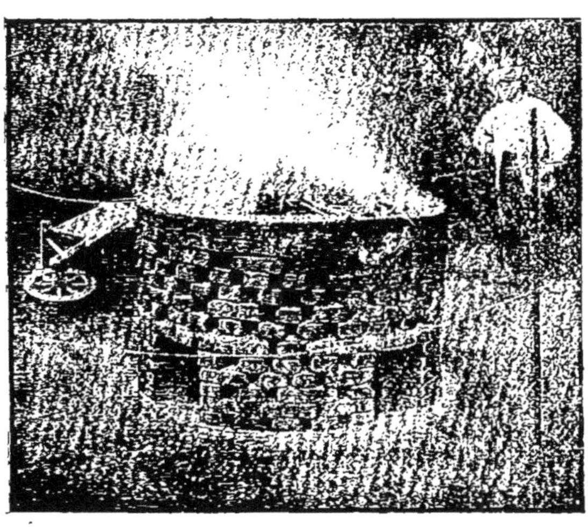

Fig 30. — Four crématoire

s'improvisent rapidement, sans autres matériaux que de la terre. C'est une enceinte circulaire faite de terre mouillée et battue, élevée de 1 m. 50 à 2 mètres au-dessus du sol, large de 2 mètres environ et restant ouverte à sa partie supérieure. Quatre orifices placés à la base, aux extrémités de deux diamètres perpendiculaires et maintenus béants par de grosses boîtes de conserves sans fond sont disposés pour le tirage.

D'autres fours sont constitués par une enceinte rectangulaire établie à l'aide de briques placées de champ et disposées de telle sorte que leur superposition laisse un espace vide entre chacune d'elles, formant ainsi des parois ajourées pour le tirage. Sur la sole du four on place, si possible, des barres métalliques comme support des matières à incinérer.

Enfin, si les circonstances et les matériaux s'y prêtent, l'incinérateur à l'air libre est régulièrement bâti en briques jointives avec grille métallique, portes et orifices de tirage. » (Circ. 4.174/S du 23 mars 1915). Mais on peut même apporter une dernière amélioration à ce type en remplaçant les parois latérales par deux vastes réservoirs où de l'eau chauffe continuellement pour les divers besoins de propreté de la collectivité (Hôpital d'évacuation de Neufchâteau) ou encore flanquer le four incinérateur d'une chambre close de désinfection, où la chaleur pénètre par rayonnement et accroît l'action du formol pulvérisé sur les vêtements (L. BINET. *Paris Médical*, 11 sept. 1915).

Fosse-four. — Un autre modèle très simple, très économique d'incinérateur est la « fosse-four ». Parallèlement au rebord d'un talus on creuse une excavation allongée de 1 m. 75 sur 1 mètre par exemple de côté et de 1 m. 50 de profondeur (fig. 31).

A 0 m. 30 du fond on dispose, jouant le rôle de gril, des barres de fer transversales qui reposent à leurs extrémités sur deux petits épaulements dont la saillie a été ménagée dans les parois latérales.

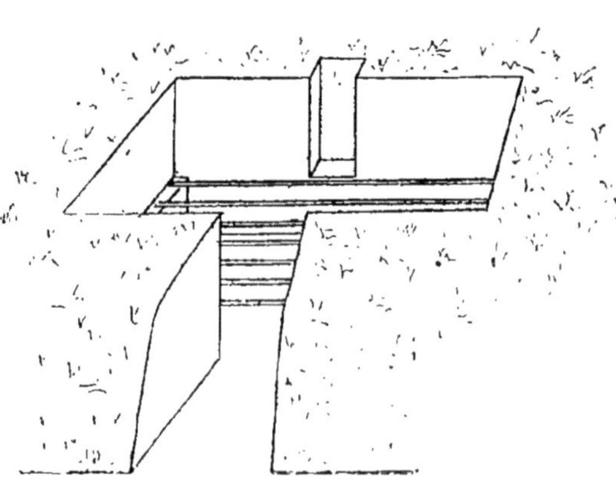

Fig. 31. — Fosse-four à incinérer.

L'entrée du four s'ouvre au milieu de la paroi antérieure, celle qui répond à la pente du talus. En regard, dans la paroi postérieure, une cheminée verticale de 0 m. 20 de côté est entaillée à la pelle-bêche depuis le sol jusqu'à la hauteur du gril. Le tirage est accru si on ferme d'une plaque de tôle quelconque, en guise de tablier, l'orifice antérieur jusqu'au gril et si on surmonte la cheminée d'un tuyau.

Le chargement s'effectue par l'ouverture supérieure béante.

Un tel four peut être aménagé en deux heures par une équipe de 6 hommes. Comme il ne fait aucune saillie au-dessus du sol, il offre toute commodité pour le déversement des immondices, dont la manipulation se trouve ainsi réduite au minimum.

Ce modèle de four peut servir également à la combustion des cadavres d'animaux, de chevaux, sous condition de donner à l'excavation les dimensions voulues et d'utiliser comme gril des rails de chemin de fer.

La crémation, une fois amorcée, s'entretient d'elle-même.

Four de charbonnier. — On peut encore improviser un dispositif analogue à celui qu'utilise la Ville de Clichy pour brûler ses ordures (Marquez, *Revue d'Hygiène et de Police sanitaire*, 1915, page 34).

On enfonce à 0 m. 50 dans le sol un pylône formé de quatre cornières de 40 millimètres carrés d'aile environ. Ces quatre cornières constituent une sorte de cheminée à section carrée dont le côté est de 0 m. 40 ;

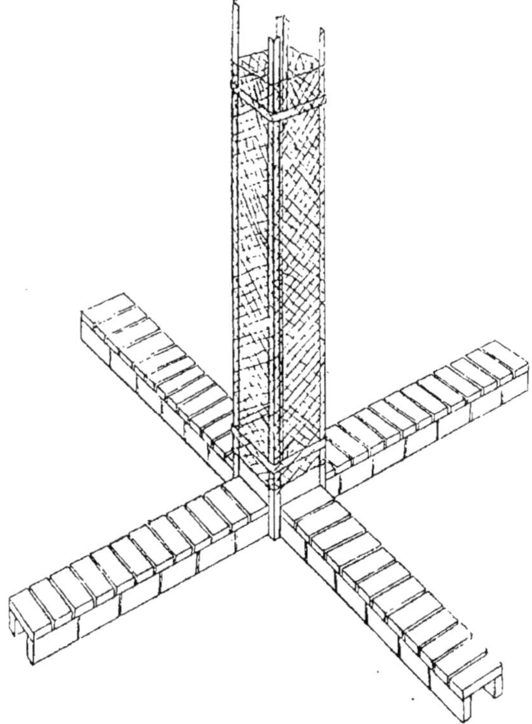

Fig. 32. — Cheminée pour l'incinération des ordures.

pour maintenir cet écartement on dispose en haut et en bas 2 feuillards sur chaque face. On entoure le squelette ainsi dressé d'un grillage métallique à mailles de 3 à 4 cm. Ce grillage commence à 0 m. 30 au-dessus du sol et s'arrête à 1 mètre de l'extrémité. La longueur totale est de 4 mètres, dont 0 m. 50 sous terre ; la hauteur du grillage métallique de 2 m. 20.

Une fois la cheminée en place, on dispose sur le sol en forme de croix, quatre conduites ou carneaux en briques creuses (de 0 m. 30 × 0 m. 15 × 0 m. 07).

Les extrémités de ces carneaux s'ouvrent à leur base sur les faces de la cheminée métallique. Leur longueur est de 2 mètres, leur section de 0 m. 16 × 0 m. 15. Les briques qui couvrent ces carneaux ne sont pas jointives ; un espace de 0 m. 02 les sépare. Telle est l'installation de ces fours, qui ressemblent à ceux que l'on exécute en forêt pour la fabrication du charbon de bois (fig. 32).

Pour les mettre en marche, on remplit le fond de la cheminée avec des matières sèches, papiers, branches, etc., et on rassemble tout autour les ordures ménagères en un cône dont la base a un diamètre de 4 m. 40 et la hauteur 2 m. 50.

La durée de la combustion est assez variable. Elle est au maximum de 9 jours, mais si le vent souffle un peu, elle peut s'effectuer en trois.

Ce sont les circonstances et les ressources locales qui détermineront le choix entre ces différents modes d'incinération de fortune. En principe, les fours doivent être établis par les compagnies du génie, mais leur construction est assez simple pour être réalisée par les troupes de toutes armes.

Il est préférable à maints égards, dans un cantonnement étendu, de prévoir plusieurs de ces fours de dimensions réduites plutôt qu'un seul de dimensions plus grandes.

On aura soin de les installer en un point tel que la fumée ne soit pas rabattue par le vent dominant sur les locaux d'habitation.

Les braseros utilisés dans les tranchées pendant la saison d'hiver peuvent servir d'incinérateurs pour les petites unités. De même, le foyer des cuisines roulantes remplira, en cas de marche, le même rôle.

Les dépenses qu'entraîne la construction des fours crématoires sont imputables au budget du génie (Circ. 10.796 du G. Q. G., 17 sept. 1915).

2° *ÉBULLITION*

La désinfection par ébullition s'adresse surtout aux effets de corps, draps, etc. Sa réalisation est trop simple pour exiger le moindre développement. Pour lessiver 1 kgr. de linge à pansement, il faut prévoir approximativement :

Cristaux de soude............... 50 à 70 gr.
Savon......................... 25 à 30 gr.

Se rappeler que l'eau bouillante coagule l'albumine et fixe les taches de sang ; il convient donc de « laquer » ces taches par immersion préalable du linge dans l'eau froide. On associera volontiers à l'ébullition l'action d'un antiseptique, le crésyl sodique ou l'eau de Javel, par exemple, dont le pouvoir antiseptique est ainsi considérablement accru.

Le procédé a contre lui, dans certains cas, la lenteur du séchage.

3° *ÉTUVAGE*

(Circ. 3.555/S du 7 mars 1915).

Bien que les hôpitaux d'évacuation — et généralement toute formation hospitalisant des contagieux — soient dotés d'une étuve Geneste-Herscher, on devra souvent recourir à des étuves de fortune.

Procédé du Médecin Inspecteur Richard.

Au-dessus d'une chaudière ou d'une marmite de 0 m. 80 de diamètre on place debout un tonneau d'un diamètre très légèrement supérieur et ayant à peu près 1 m. 50 de hauteur.

La paroi inférieure a été préalablement percée de nombreux trous au vilebrequin pour livrer passage à la vapeur. On peut remplacer ce fond par un filet de cordes entrelacées ou un treillis métallique.

La partie supérieure est remplacée par un couvercle mobile fermant aussi hermétiquement que possible : le mieux est de confectionner un couvercle avec deux disques en bois, cloués l'un sur l'autre, dont l'inférieur s'engage dans l'ouverture du tonneau, le supérieur débordant légèrement le précédent et reposant par son bord sur l'extrémité des douves. A son centre ce couvercle est percé au vilebrequin d'un orifice fermé par un bouchon à travers lequel passent :

1° La tige d'un thermomètre destiné à marquer la température de la vapeur à sa sortie du tonneau ;

2° Un tube assez large laissant fluer la vapeur de préférence à l'extérieur du local utilisé.

Un système de crochets et de cordes est aménagé à la partie inférieure du couvercle et sur la paroi interne du tonneau pour y déposer les objets à stériliser ou à déverminiser ; on bouche les interstices avec de la glaise, du feutre mouillé ou des chiffons mouillés.

Etuve du Médecin aide-major Budan.

« Deux lessiveuses d'inégales dimensions (nos 6 et 8, par exemple) sont nécessaires. Au fond de la plus grande on peut adapter un thermomètre marquant plus de 100°

Dans chacune on dispose un panier métallique de forme

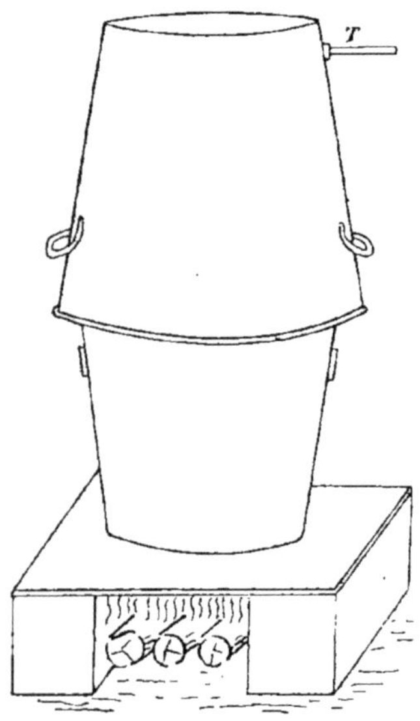

Fig. 33. — Etuve improvisée (du Dr Budan).

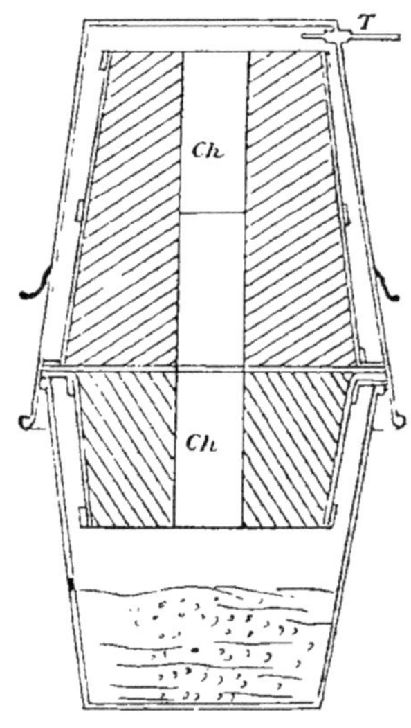

Fig. 34. — L'étuve en coupe.

tronconique, fabriqué au moyen de feuillards (galvanisés pour empêcher la rouille) et de grillage de jardin ; les feuillards, qu'on peut manipuler facilement à froid en forment la charpente ; le grillage est disposé à la petite base du tronc du cône. Les extrémités supérieures des bandes de feuillards dépassent le grand orifice : elles sont rabattues horizontalement pour permettre de ménager un espace de

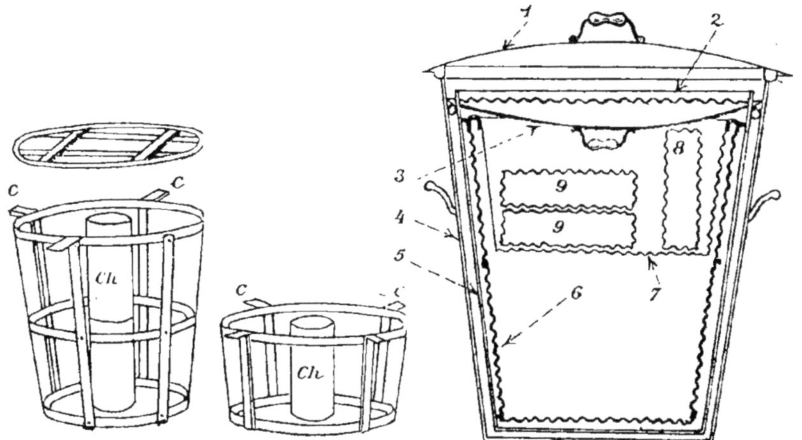

Fig. 35 et 36. — Les paniers de l'étuve. *Fig.* 37. — L'étuve emballée.

2 cent. entre la paroi interne de la lessiveuse et la face externe du panier.

Le grand panier est muni d'un couvercle mobile permettant de retenir son contenu quand la lessiveuse est retournée. Le petit panier doit avoir une hauteur égale à la moitié de la petite lessiveuse.

NOTA. — En calculant la hauteur du grand panier, il faut tenir compte qu'on doit laisser un espace de 5 cm. entre le fond du panier et celui de la lessiveuse. D'autre part il faut retrancher de cette hauteur la longueur de la partie de la grande lessiveuse qui déborde les bords de la petite qu'elle recouvre et emboîte.

Chaque panier est muni en son milieu d'une cheminée en grillage métallique de 10 cent. de diamètre et de même hauteur que le panier correspondant. Ce dispositif a pour but d'assurer une plus grande surface de contact entre la vapeur d'eau et les objets soumis à son action.

Au moment de l'usage, on remplit, dans chaque lessiveuse, les paniers avec l'objet à désinfecter (linge, vêtements, couvertures). On retourne la grande lessiveuse sur la petite dans le fond de laquelle on a versé préalablement une certaine quantité d'eau.

Le tout est placé sur un foyer. Eviter que les flammes ne viennent lécher les bords de la lessiveuse, car, en raison de la surchauffe du métal, les effets risqueraient d'être brûlés. Pour prévenir cet accident, disposer des plaques de tôle ou de fer blanc de manière à rabattre les flammes au seul niveau du fond de la lessiveuse.

L'opération doit être prolongée pendant 20 minutes à partir du moment où le thermomètre marque 100.

A la sortie de l'étuve, les effets et vêtements doivent être exposés à l'air ; 5 à 10 minutes suffisent pour qu'ils puissent être endossés.

Eviter de soumettre à l'action de l'étuve les objets de cuir et ceux dans la constitution desquels entre le cuir (képis, ceinturons) ; ils relèvent d'un autre mode de désinfection, l'immersion dans une solution cresylée.

Pour assurer la facilité du transport, on emboîte les lessiveuses et les paniers. Dans ce but, supprimer les anses latérales de la petite lessiveuse et boucher au moyen de rivets, les trous produits. Sectionner en 2 tronçons la cheminée métallique du grand panier pour assurer sa mise en place. Le couvercle du grand panier doit être entièrement mobile et non fixé par une charnière.

Matériaux employés :

2 lessiveuses n°s 6 et 8 ;
11 mètres de feuillards galvanisés de 25 m/m × 2 m/m ;
6 mètres de grillage métallique de 0 m. 50 de hauteur ;
5 mètres de fil de fer galvanisé de 5 m/m d'épaisseur ;
15 mètres de fil de fer galvanisé souple de 1 m/m ;
30 petits rivets. »

Dispositif du Docteur Bordas.

« Le récipient que nous avons employé est le tonneau ordinaire de 228 litres. La partie supérieure du tonneau enlevée, on enroule en spirale, à l'intérieur du fût un tuyau de plomb dit de 20/24 qui sert pour les canalisations du gaz. Ces spires sont maintenues à l'intérieur du fût par des morceaux de feuillard ; on a soin, en outre, de fixer le tuyau de plomb à 1 cm. 5 de la paroi de bois.

On établira ainsi un nombre de spires suffisant pour que la surface totale de chauffe soit de 1 m. 10 à 1 m. 20 ; d'autre part, à l'avant dernière spire, en comptant de haut en bas on percera, sur la surface du tuyau de plomb, deux

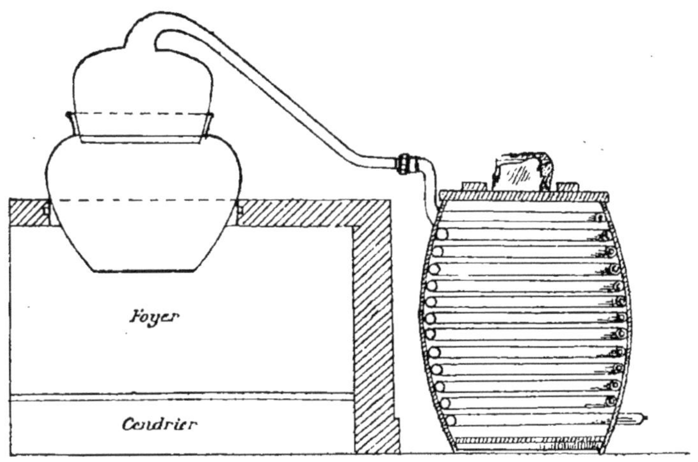

Fig. 38. — Étuve Bonnas (modifiée par L. [illegible]).

trous de 0 m/m 5, en regard l'un de l'autre aux extrémités du même diamètre du tonneau.

La vapeur d'un générateur quelconque pénétrera par la partie supérieure de la canalisation et en sortira par l'orifice très petit à l'extrémité inférieure du tuyau de plomb.

Le remplissage du tonneau se fait ainsi : on prend un rondin (de 6 cm. à 8 cm. de diamètre et de la hauteur du fût) qu'on place verticalement au centre de l'appareil. Autour de cet axe sont disposés les vêtements ; une fois le tonneau rempli, le mandrin de bois est retiré, laissant un espace vide au milieu des effets ; on ferme le tonneau de son couvercle assujetti par deux tringles. Si, dans le récipient ainsi disposé, on fait passer des courants de vapeur, à la pression de 3 kgr., on atteint, en moins de trente cinq minutes, la température de 105 à 108°

Une double rangée de 25 tonneaux, dont les conduites de

vapeur seraient soudées, de part et d'autre, sur la conduite principale d'arrivée, pourrait être alimentée par un générateur de 10 chevaux, vaporisant 200 kgr. de vapeur à l'heure.»

Ce dispositif est évidemment d'application moins pratique et moins générale que les précédents, en raison même du générateur de vapeur qu'il exige. Très ingénieusement, L. BINET l'associe à un four incinérateur (fig. 38), dont la chaleur est utilisée à chauffer un alambic et produit la vapeur nécessaire (*Paris Médical*, 11 sept. 1915).

B. — Les applications particulières de la désinfection.

(Circ. 1178/S du 23 déc. 1914.)

La désinfection s'impose partout où des contagieux séjournent ou ont séjourné.

Locaux. — 1° Les locaux qu'occupent des contagieux n'exigent pas une désinfection systématique sous la condition qu'ils soient régulièrement tenus en état de propreté par un balayage quotidien effectué à l'aide de sciure de bois humectée d'une solution de chlorure de chaux ; et de temps en temps par un nettoyage à fond avec de l'eau chaude, légèrement carbonatée, du savon noir et des brosses de chiendent munies de manches et vigoureusement maniées. On lave ensuite avec une solution de crésyl à 20 % ou de l'eau de Javel diluée à 30 volumes, les emplacements du sol qui ont pu être souillés par des produits contagieux.

Pour les meubles, les boiseries, la partie inférieure des murs, on emploiera la même solution ou le chlorure de chaux.

2° Quand un hôpital est évacué, la désinfection complète et rigoureuse des locaux est de toute nécessité. Dans les chambres on désinfectera les planchers, les meubles, les lits, en recourant, soit à la formolisation, soit aux pulvérisations.

On n'oubliera pas la désinfection des couloirs, vestibules, escaliers, etc... qu'on néglige fréquemment.

Ces mesures s'appliquent aux baraques et aux tentes qui cessent d'abriter des contagieux mais peuvent servir ultérieurement à l'hospitalisation de malades ou de contagieux d'une autre catégorie. Elles seront lavées soigneusement à l'aide d'une solution formolée ou crésylée.

3° La désinfection d'une grange ou d'une écurie qui aurait abrité un sujet atteint d'affection contagieuse doit comporter — à défaut de la formolisation impossible en un local ouvert à tous les vents — l'incinération de la paille de couchage, la pulvérisation ou l'aspersion copieuse d'eau crésylée sur le sol et les murs, des badigeonnages des parois à la chaux.

Voitures et wagons pour le transport des contagieux. — L'opération consistera en une pulvérisation de solution antiseptique crésylée ou formolée des parois intérieures des voitures. A défaut de pulvérisateur, on aspergera le liquide au moyen d'un balai de paille et on laissera l'action antiseptique se poursuivre en milieu confiné pendant plusieurs heures.

Les wagons susceptibles d'être clos hermétiquement pourront être désinfectés au formol. La désinfection s'étendra, bien entendu, aux brancards, paillasses et couvertures.

Literie ; Linge ; Effets. — Les matelas, oreillers et traversins, les couvertures, les enveloppes de paillasses (dont la paille a été brûlée) seront, autant que possible, soumis à l'action de l'étuve à vapeur. A défaut, on les soumettra à une pulvérisation poussée jusqu'au ruissellement d'une solution de formol à 2 %.

Cette désinfection de la literie à chaque nouvel occupant peut paraître, à priori, superflue quand il s'agit de sujets atteints de la même affection ; elle est cependant indispensable chaque fois que le malade précédent à été atteint de complication par infection secondaire ; nombre de bronchopneumonie chez les rougeoleux, d'angine et d'otite chez les scarlatineux, etc... ne reconnaissent pas d'autre cause que la souillure antérieure d'une literie, non désinfectée, parce qu'elle devait servir à une même catégorie de contagieux.

Le linge sale, aussitôt qu'on le retire aux malades, doit être recueilli dans des récipients métalliques bien clos ou du moins dans des sacs. Il ne sera remis au blanchissage qu'après l'immersion, 24 heures dans un baquet rempli d'eau crésylée sodique à 2 ou 3 % ; l'addition d'une petite quantité de carbonate de soude délite les taches au contraire de l'étuve et de l'ébullition qui les fixent.

Quant aux vêtements, débarrassés tout d'abord des taches de sang, de pus, etc..., par un nettoyage avec la solution crésylée sodique à 2 %, ils seront désinfectés de préférence à l'étuve, ou bien à l'aide de pulvérisations formolées ou encore par passage à la chambre de sulfuration.

Les sous-vêtements de laine exigent un traitement un peu spécial. Une fois aspergés de formol, on les lavera dans de l'eau savonneuse renouvelée jusqu'à ce qu'elle s'écoule claire. Ces effets, tricots, gilets, etc..., ne seront jamais tordus, mais égouttés simplement par pression à plat entre les mains : ces mesures, dans le but d'éviter le rétrécissement du tissu.

Tous les objets d'habillement faits de cuir, chaussures, képi, etc... que la chaleur racornirait, doivent être désinfectés par lavage à la solution formolée ou crésylée.

Si l'on dispose d'une chambre de sulfuration, couvertures et vêtements pourront y être soumis aux vapeurs d'acide sulfureux sous condition qu'ils y soient exposés tout déployés.

Objets à usages divers. — Tous les objets qui passent entre les mains des contagieux doivent être désinfectés : la vaisselle, les couverts, les fioles de pharmacie seront soumises à l'ébullition. Les objets de cuir, de peau, de toile cirée, qu'altèrent les températures élevées, subiront la désinfection chimique. Les thermomètres, en dehors de leur emploi, resteront immergés dans de la solution crésylée sodique. Les instruments de perruquier seront plongés dans une solution phéniquée ou formolée ou dans la solution :

Formol	10 gr.
Borate de soude	10 gr.
Eau	1 l.

qui déterge les ustensiles des matières grasses et les désinfecte sans les altérer.

Les livres seront traités suivant le procédé Miquel : dans une armoire fermant convenablement, on dispose des étagères faites de grillage métallique, tendu sur cadre ; les livres y seront posés debout et ouverts à 60 ou 80°. Puis on pend, au devant des étagères, un linge de toile imbibée d'une solution de formol commercial (2 parties) et de chlorure de calcium cristallisé (1 partie). L'armoire fermée, on laisse la désinfection se poursuivre 24 heures.

Les objets sans valeur : chiffons, linge, papiers, déchets de pansements, etc... doivent être brûlés.

Déjections. — La désinfection de ces produits est assurée par un contact prolongé avec une des solutions suivantes : sulfate de cuivre à 5 %, crésyl 2 à 3 %, chlorure de chaux 4 %. Pour agir efficacement, ces antiseptiques doivent pouvoir pénétrer dans la masse des matières, d'où la nécessité de ne pas opérer sur des quantités trop considérables et de fractionner leur versement dans le courant de la journée. On doit désinfecter ainsi les matières émises dans les seaux hygiéniques et les latrines. Il faut que les seaux hygiéniques contiennent une petite quantité d'antiseptique avant de recevoir le produit de la première exonération. La désodorisation des matières est à cette condition. Le sol et les abords des latrines doivent être dans un complet état de propreté. Ils subiront fréquemment un nettoyage antiseptique : chaux vive, chlorure de chaux.

EAUX DE BOISSON

(DOPTER. Epuration de l'eau en campagne. *Paris Méd.*, n° 39, 30 janv. 1915.)

L'origine hydrique est inscrite au premier rang dans l'étiologie des fièvres typhoïde et paratyphoïdes, des entérites et des dysenteries, du choléra. C'est assez dire l'intérêt capital qui s'attache en campagne au problème de l'eau potable.

La question offre d'ailleurs à l'étude un double aspect qualitatif et quantitatif que nous envisagerons successivement.

I. — Qualité de l'eau.

1° COMMENT JUGER DE LA PURETE DE L'EAU

a) Les *caractères physiques* de l'eau ne sont qu'un témoin infidèle de sa pureté. Sans doute, une eau trouble, jaunâtre ou verdâtre, à odeur de vase, de goût fade, sera considérée sans autre examen comme mauvaise. Mais il est des cas où le liquide peut être limpide, incolore, sapide, et cependant renfermer des germes dangereux.

b) Une enquête, même rapide, sur les *conditions dans lesquelles l'eau est recueillie, collectée, distribuée*, permettra souvent de soupçonner la souillure. C'est le cas des puits à margelle partiellement écroulée ou voisinant avec des latrines ou fumiers, des sources mal captées, sans périmètre de protection, etc...

c) *La connaissance des caractères géologiques du sol et du sous-sol* n'est pas non plus sans intérêt, mais déjà d'appréciation plus difficile. M. MARTEL a montré le peu de sécurité que présentent les sources et résurgences en terrains calcaires, où la fréquence des fissures explique la facile contamination de la nappe profonde par les souillures de surface.

d) Mais c'est aux *analyses chimique et bactériologique*, se contrôlant mutuellement, qu'il appartient de fixer, en dernier appel, la qualité d'une eau de boisson. On sait l'importance qu'il convient d'accorder à la présence de certaines substances et de certaines bactéries comme révélatrices d'une contamination banale ou spécifique par les urines et les matières fécales.

Le tableau suivant rappelle l'appréciation que mérite une eau donnée en raison de sa composition et de sa flore microbienne.

Signification des variations de composition de l'eau.

(En milligrammes par litre)

	EAU TRÈS PURE	EAU POTABLE	EAU SUSPECTE	EAU MAUVAISE
Degré hydrotimétrique total permanent..........	5 à 15°	15 à 30°	+ de 30°	+ de 100°
Après 1/2 heure d'ébullition	2 à 5°	5 à 12°	12 à 18°	+ de 20°
Résidu salin à 110° (4 H)..	— de 150 mg	— de 400	de 4 à 700	+ de 700°
Chlorures en Nacl........	— de 27 mg	— de 66	de 85 à 165	+ de 165°
Chlorures en chlore.......	— de 15 mg	— de 40	de 50 à 100	+ de 100°
Sulfates en sulfate anhydre de chaux...........	de 3 à 8 mg	de 8 à 50	+ de 50	+ de 85°
Matières organiques en oxygène emprunté au permanganate en milieu alcalin	— de 1 mg	— de 2	de 3 à 4	+ de 4°
Nitrates	0	de 0 à 15	de 15 à 30	+ de 30°
Nitrites	0	0	traces	quantité appréciable
Ammoniaque albuminoïde.	— de 0 mg 05	de 0,05 à 0,10	de 0,11 à 0,15	+ de 0.15
Bactéries	0 à 100	100 à 1.000	1.000 à 10.000	10.000 et au-dessus
Coli	0	1 à 10 par litre	10 à 50 par litre	au-dessus de 50 par litre

Lemoine. — Traité d'hygiène militaire (page 283).

Ces analyses, dont l'intérêt ne peut être contesté, et dont la réalisation, en période de stationnement, n'offre aucune difficulté insurmontable sont, en fait, poursuivies dans les laboratoires d'armée, les laboratoires portatifs de bactériologie de corps d'armée, les laboratoires de toxicologie des groupes de brancardiers divisionnaires. En cas de séjour des troupes sur place elles doivent être renouvelées, pour une même eau, tous les mois (Circ. 1.241/DA du 24 juin 1915).

En pratique, dans l'ignorance des résultats d'une analyse (qui pour donner toute sécurité devrait porter sur des échantillons nombreux et prélevés à diverses reprises dans des conditions météorologiques variées), il faut poser comme règle : *que toute eau sera considérée comme suspecte, jusqu'à preuve du contraire, et stérilisée.*

Cette règle posée et observée ne dispensera pas, d'ailleurs, de réduire dans la mesure du possible, par une surveillance attentive et bien entendue, les causes de contamination qui menacent les points d'eau.

2° *MESURES DE PROTECTION*

La protection du sol et celle de l'eau sont étroitement solidaires. Elles relèvent toutes deux de la mise en œuvre des mêmes mesures en ce qui concerne le traitement des matières fécales, des fumiers, des issues d'abats, des détritus organiques de toutes sortes. Il n'y a pas lieu de revenir sur ces questions, qui ont reçu ailleurs les développements nécessaires (V. p. 50-51).

On remédiera préventivement à l'impureté d'une eau en s'attaquant à toutes les causes de contamination que l'enquête locale aura révélées ; la réfection des margelles, le curage et la désinfection des puits, la construction de chambres de captage, l'établissement, au moyen de ronces artificielles, de périmètres de protection, constitueront autant d'améliorations dont on ne saurait contester l'utilité et dont l'exécution sera tout naturellement confiée au génie (Circ. 1.241/DA du 24 juin 1915).

3° *PROCÉDÉS DE STÉRILISATION*

(Instruction 68/S du 27 octobre 1914.)

Eux seuls donnent la sécurité.

a) Pendant la saison froide, le mode de choix est certainement L'ÉBULLITION. L'eau sera offerte sous forme d'infusion légère de café, de thé, de tilleul (ou de toute autre plante aromatique), additionnée ou non de sucre et relevée d'un peu d'alcool. Les bonis des ordinaires sont généralement assez prospères pour supporter les frais de ces distributions. Grâce à l'emploi de l'alcool solidifié, leur préparation peut se réaliser partout.

Le liquide peut être absorbé chaud ou froid, à volonté ; il convient de rappeler qu'une boisson tonique, chaude, prise à petite dose, désaltère mieux qu'une grande quantité de liquide froid dont l'ingestion, plus agréable sur le moment, risque de provoquer ultérieurement des troubles gastro-intestinaux.

b) Il n'en est pas moins vrai cependant qu'en été, la qualité que le soldat préfère avant tout dans sa boisson, c'est la fraîcheur. La STÉRILISATION CHIMIQUE reprend ici ses droits sous la triple condition :

1° D'assurer la destruction des bactéries pathogènes et l'oxydation de la matière organique ;

2° De ne laisser à l'eau traitée aucune substance susceptible d'être nocive, ne fût-ce qu'à la longue, pour l'économie ;

3° De ne communiquer au liquide aucune saveur qui détourne de sa consommation.

Il n'est pas rare que le soldat, d'une éducation rudimentaire, éprouve une répugnance injustifiée à l'égard de l'eau épurée. « Les officiers, à tous les degrés de la hiérarchie, doivent s'efforcer de convaincre les hommes de l'utilité des instructions relatives à l'absorption de l'eau non contaminée et prendre les mesures nécessaires pour obtenir la stricte application de ces instructions » (Circ. 1.241/DA du 24 juin 1915).

***

Pratiquement, parmi les procédés préconisés, deux surtout sont à retenir : les *hypochlorites* et le *permanganate de potasse*.

a) STÉRILISATION PAR LES HYPOCHLORITES

Extrait de Javel. — On emploie l'extrait de Javel (titrant 90 gr. par litre) à raison de 3 à 4 gouttes pour 10 litres d'eau (Circ. 9.109/S du 26 juin 1915). Dans le but d'obtenir l'homogénéité du mélange, la quantité d'extrait nécessaire n'est ajoutée au volume d'eau qu'elle doit stériliser qu'après dilution préalable ; puis on mélange et brasse fortement le tout et on laisse l'action de l'antiseptique se poursuivre au moins une demi-heure avant de livrer l'eau à la consommation.

Les extraits d'un titre moins fort devront être employés à des doses proportionnellement plus élevées, de manière que la quantité de chlore ajoutée par litre d'eau soit de 1 à 3 milligr., suivant que cette eau est limpide ou trouble.

Il convient de se souvenir que l'extrait est instable et d'autant plus qu'il est moins concentré ; que sa teneur en chlore actif se réduit par l'exposition à la lumière et à l'air, d'où nécessité de conserver le liquide en flacon coloré et bien bouché ; qu'enfin toute solution où des cristaux se sont déposés, doit être rejetée comme inactive. Aussi les chefs de laboratoire de toxicologie doivent-ils vérifier le titre de l'extrait avant emploi (Note 4.690/S du 25 septembre 1915).

Cette variabilité du titre en chlore explique les divergences que l'on relève d'un expérimentateur à l'autre au sujet de la dose d'extrait nécessaire et suffisante pour assurer la stérilisation d'un même volume d'eau.

L'incertitude peut être dissipée, au prix, il est vrai, d'une petite complication de technique. On peut estimer que la quantité d'hypochlorite employée est suffisante, lorsqu'après une heure de contact on réussit à déceler dans le liquide la présence de traces de chlore. Or, une simple réaction colorimétrique permet ce contrôle : dans un verre environ de l'eau traitée, délayez quelques gouttes d'une solution d'amidon, ajoutez un cristal d'iodure de potassium, si l'eau contient du chlore, il se produit une teinte bleuâtre dont l'intensité est proportionnelle à la quantité de chlore restant.

Si cette coloration manque, c'est la preuve que la dose d'eau de Javel était insuffisante et doit être renforcée.

Un autre inconvénient de l'épuration par l'extrait de Javel consiste dans la légère odeur qu'un nez délicat reconnaît à l'eau traitée. Mais l'excès de chlore sera facilement neutralisé avec l'hyposulfite de soude (à raison de 0 gr. 10 pour 0 gr. 01 de chlore actif employé) ou encore plus simplement fixé à l'aide de marc de café frais en macération.

Sous ces réserves, le procédé d'épuration à l'extrait de Javel est très pratique : de technique simple et rapide, il offre en outre l'avantage de ne point exiger de filtration ni de collectionnement complémentaire et d'éviter ainsi les risques d'ensemencement microbien inhérent à ces opérations ; l'eau se conserve pure jusqu'à consommation dans le tonneau, siège de la stérilisation, par là même stérilisé.

A l'extrait de Javel on peut préférer l'*hypochlorite de calcium* (ou chlorure de chaux), en raison de son titre plus fixe et des avantages qu'offre une poudre sur un liquide au point de vue du transport et des manipulations..

C'est la substance utilisée dans le procédé LECOMTE qui comporte deux temps :

1° L'action, sur l'eau suspecte, de la poudre suivante :

Hypochlorite de Ca (titrant 100, 110).	40 gr.
Carbonate de Ca......................	8 gr.
Talc.................................	2 gr.

dans la proportion de 1 à 2 gr. pour 100 litres d'eau, pendant 25 à 30 minutes.

2° La décomposition catalytique de l'hypochlorite en chlorure de Ca, chimiquement et organoleptiquement neutre, par l'addition d'eau oxygénée à raison de 25 c. c. pour les quantités d'eau et d'hypochlorite indiquées.

La neutralisation de l'excès de réactif pourrait encore s'opérer, comme précédemment, par l'hyposulfite de soude ; sa fixation, par le marc de café.

L'hypochlorite de calcium, associé au chlorure de sodium, représente encore la substance active des *comprimés Vincent-Gaillard* qui, dosés pour l'épuration d'un litre d'eau, résolvent au mieux le problème de la stérilisation individuelle de l'eau de boisson. Il est, en effet, des circonstances où quelques hommes occupant un poste avancé ne peuvent être ravitaillés et sont contraints, pour étancher leur soif, de boire l'eau collectée dans un trou d'obus, le fond de la tranchée. C'est alors qu'un petit approvisionnement individuel, ou par escouade, de comprimés VINCENT, trouverait son plus heureux emploi.

b) STÉRILISATION PAR LE PERMANGANATE DE POTASSE

Oxydant énergique, le permanganate de potasse est un excellent agent d'épuration ; en outre, par la teinte rose persistante qu'il communique à l'eau, à dose efficace, il offre cet avantage de permettre automatiquement le contrôle de son action : 0 gr. 002 par litre sont généralement suffisants.

Mode d'emploi simplifié. — Une pincée pour 10 litres d'eau donne, après mélange, une teinte rose manifeste ; laisser agir 20 à 30 minutes au moins ; ce laps de temps écoulé, la coloration rose doit persister, sinon la dose a été trop faible et doit être renforcée.

On peut, sans inconvénient, consommer telle quelle l'eau traitée, mais il est préférable de la décolorer par l'addition d'un grain de café ou d'hyposulfite de soude.

Procédé Georges Lambert. — C'est le procédé de choix,

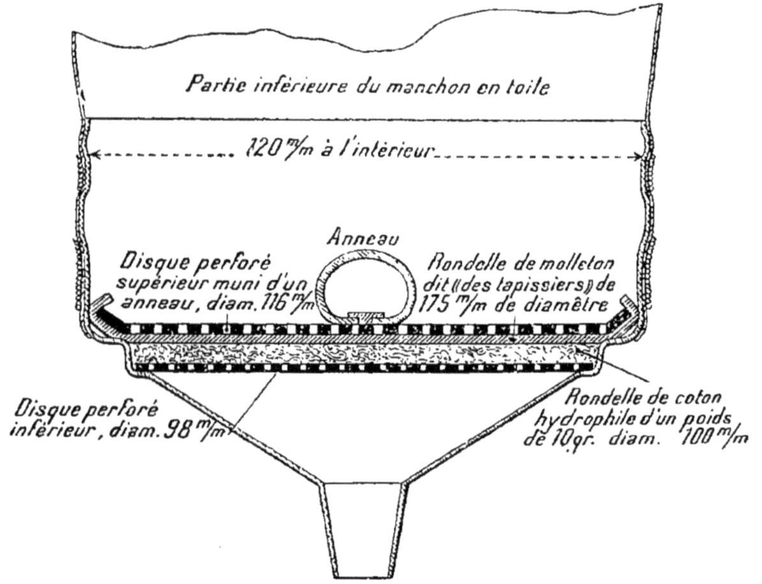

Fig. 39. — Filtre Garret.

en particulier quand il s'agit de stériliser et de clarifier en même temps des eaux *troubles et boueuses*.

Il comporte trois opérations successives :

1° *Une action oxydante.* Elle s'opère à l'aide d'une poudre à base de permanganate de potasse ; 0 gr. 50 de poudre ou un comprimé rouge suffisent pour traiter deux litres d'eau. Dissoudre le ou les comprimés, mélanger la solution obtenue à l'eau qu'on doit purifier, observer une durée de contact de 20 à 30 minutes au moins. Plus l'action se prolonge, plus la stérilisation est certaine. L'eau présente une coloration rose, indiquant que la dose utilisée esf suffisante.

2° *Une action réductrice.* S'obtient à l'aide d'une poudre blanche dont le principe actif est de l'hyposulfite de soude. Elle correspond volume à volume, comprimé à comprimé, à la poudre oxydante. Dissoudre donc dans l'eau permanganatée, un volume de poudre blanche égal à celui de poudre rouge précédemment utilisé. Remuer le liquide, la coloration rose vire au brun jaunâtre.

3° *Décantation ou filtration.* Laissée au repos, l'eau se clarifie spontanément par formation d'un précipité d'oxyde de manganèse qui se dépose dans le fond du récipient en « collant » les particules étrangères en suspension. En pratique, pour gagner du temps on filtre aussitôt sur coton hydrophile légèrement tassé dans un entonnoir ordinaire ou dans un appareil spécial à grand débit, le filtre GARRET (fig. 39).

La filtration et le collectionnement consécutif de l'eau épurée, en attendant qu'elle soit consommée, exigent une grande surveillance : si le filtre et le tonneau collecteur ne sont pas soigneusement entretenus et désinfectés, il arrive que l'eau s'y ensemence et présente plus de germes qu'avant tout traitement.

Aussi le mieux est-il de conserver l'eau dans le tonneau même où elle a été stérilisée et d'en remettre la filtration au moment où on la prélève pour la consommation. Dans ce but on adaptera hermétiquement au robinet du tonneau un tube de plomb garni intérieurement d'un épais tampon d'ouate et muni à son extrémité inférieure d'un bouchon perforé d'un petit tube ; ce dispositif réalise un filtre qui, fonctionnant sous pression, offre un débit abondant et met l'eau à l'abri des contaminations extérieures. Un tel tube, long d'un mètre environ, et modelé en S très allongé, remplace avec avantage la « coulette » ordinaire des tonneaux sur voiture. Dans les installations à demeure, L. BINET utilise, au lieu d'un simple tube, une boîte d'écrémeuse garnie aussi de coton hydrophile : la surface plus grande de filtration, offerte à l'eau qui s'écoule sous pression, assure un rendement plus considérabe encore. Ce point a son importance : si le filtre est d'un débit réduit, le troupier, impatient d'un écoulement d'eau qu'il trouve toujours trop lent à son gré, enlèvera délibérément l'appareil qu'on s'était ingénié à construire dans son intérêt.

c) Dispositifs d'installation

Nous en distinguerons deux types, suivant qu'il s'agit de traiter de l'eau dans les récipients où elle se collecte (cas habituel) ou de l'épurer dans la conduite même où elle est en régime régulier d'écoulement.

Traitement de l'eau collectée

Les tonneaux et autres récipients d'eau potable seront placés dans les cantonnements en nombre proportionnel à l'effectif des troupes présentes et au chiffre de la population, de telle sorte que non seulement chaque soldat, mais chaque habitant puisse disposer de 1 litre et demi d'eau au minimum par jour.

Il y a, en effet, tout avantage, pour prévenir les épidémies, à offrir également à la collectivité civile le bénéfice d'une alimentation en eau épurée (Circ. 1.671/DA du 15 août 1915). Le surcroît de peine et de dépense est insignifiant en regard du résultat recherché.

On dispose les tonneaux de préférence près des fontaines et puits existants, par couple, côte à côte, sur un bâti de pierre ou de rondins, en les protégeant contre le soleil et les intempéries par une couverture quelconque, tôle ondulée, carton bitumé, bâche ou clayonnage. Un écriteau mobile, « *Eau potable* », doit indiquer à chaque instant celui dans lequel on peut puiser.

Le commandement prendra toutes les mesures nécessaires pour que les soldats s'approvisionnent exclusivement à ces tonneaux et non aux sources et puits condamnés.

Cette installation fixe, de rigueur dans les cantonnements occupés d'une manière durable, sera remplacée en cours de déplacement tout naturellement par les deux tonneaux sur voiture qui accompagnent chaque bataillon.

Fixe ou mobile, l'installation devra être constamment surveillée et les tonneaux en usage, régulièrement rincés et désinfectés. L'expérience a montré, en effet, que l'eau qui stagne plusieurs jours dans un tonneau, malgré l'épuration dont elle a été initialement l'objet, ne tarde pas à prendre un goût de futaille et à renfermer des particules organiques en suspension qui peu à peu se sédimentent ; il se forme ainsi, sur les parois, un dépôt boueux où les germes pullulent pour envahir ensuite toute la masse liquide. Pour prévenir ces inconvénients, il convient, chaque jour, de vider les tonneaux complètement, puis de les rincer avec de l'eau nouvelle qu'on évacuera avant le remplissage définitif. En ce qui concerne les tonneaux montés à demeure, sur voitures à deux roues, le brassage est très aisément réalisé en imprimant au véhicule dételé quelques mouvements de bascule autour de l'essieu.

En outre, deux fois par semaine, le rinçage sera complété par une désinfection des parois intérieures avec de l'eau javellisée (20 gouttes d'extrait pour 10 litres d'eau) ; cette désinfection sera suivie d'un nouveau rinçage à l'eau ordinaire pour enlever l'excès de chlore. (Circ. 9.909/S du 9 juillet 1915).

Malgré tout, ce nettoyage intérieur reste assez aléatoire ; aussi, dans une installation fixe, pourra-t-on adopter la solution suivante : les tonneaux, au lieu d'être couchés, seront placés debout, une toile remplacera le fond supérieur enlevé. Ce fond lui-même, remplira par-dessus la toile, l'office de couvercle mobile. Le nettoyage devient ainsi très facile et s'effectue très efficacement à la brosse. (Circ. 5.489/DA, du 13 octobre 1915).

Toutes ces opérations d'entretien de récipients et de stérilisation de leur contenu gagnent à être accomplies toujours par le même personnel choisi et bien dressé à la tâche qu'on lui confie. Toutefois, c'est un médecin qui se chargera de la stérilisation proprement dite.

Traitement de l'eau en régime régulier d'écoulement

Quand il s'agit d'épurer une eau qui se renouvelle incessamment, suivant un débit constant, il convient d'installer un dispositif de distribution automatique de la substance épurante choisie, l'extrait de Javel par exemple.

L'appareil le plus simple consiste en un flacon ou tonnelet à 1 tubulure latérale (en plus du goulot normal) pouvant contenir de 5 à 10 litres d'extrait de Javel. La régularité d'écoulement du liquide est assurée par l'établissement d'une pression constante au niveau de la tubulure inférieure, quel que soit le niveau de la solution dans le récipient. Ce résultat s'obtient en adaptant à l'orifice supérieur, un tube qui traverse le bouchon et descend jusqu'à un centimètre au-dessus du niveau de la tubulure horizontale. On règle par tâtonnement l'ouverture du robinet en verre rodé de la tubulure de manière à laisser échapper la quantité d'hypochlorite nécessaire et suffisante pour épurer le volume d'eau qui s'écoule dans le même temps. La stérilisation s'effectue durant le cheminement dans les conduites avant l'arrivée au consommateur. (Circ. DA du 26 juillet 1915).

4° *MESURES PRÉSERVATRICES CONTRE L'EMPOISONNEMENT EVENTUEL DES SOURCES ET PUITS*

Les dispositions précédentes visent essentiellement la pollution microbienne de l'eau de boisson, les moyens de la reconnaître et d'en prévenir les effets. Mais il est une autre contamination dont il convient d'envisager l'éventualité. On peut prêter à notre adversaire, sans le calomnier, l'intention, en se retirant, d'empoisonner sources et puits.

Pour dépister ce danger, les groupes de brancardiers divisionnaires ont été pourvus de laboratoires de toxicologie, que dirigent des chimistes de profession, afin de rechercher dans l'eau, les substances toxiques qu'on y aurait déversées. (Circ. 7.466/DA, du 4 juin 1915, 864 S du 25 juillet 1915).

Il est interdit aux troupes arrivant sur un territoire précédemment occupé par l'ennemi, de faire usage des eaux de sources ou de puits avant que l'analyse ait pu en constater l'innocuité.

Dans l'attente du résultat, et pour assurer les premiers besoins de la troupe, il était indispensable de prévoir le transport, à la suite des unités, d'une quantité d'eau, correspondant à environ 1 litre par homme pour l'approvisionnement de l'effectif. C'est une des raisons qui ont conduit à créer, derrière chaque bataillon, un convoi léger de transport d'eau composé de deux voitures de réquisition, portant chacune un ou plusieurs tonneaux d'une capacité de 500 à 600 litres. (Circ. 1213/D.A., du 24 juin 1915).

Quant à la recherche même des substances toxiques que peut contenir l'eau, la question est du ressort de la chimie et ne saurait être traitée ici. Une technique a été proposée, à titre d'indication, par la circ. 936/S du 26 juillet 1915).

II. — L'approvisionnement en eau.

Les difficultés que présente le problème *quantitatif* de l'alimentation des troupes en eau potable sont bien simplifiées, s'il est admis qu'on puisse utiliser les eaux bactériologiquement mauvaises sous la condition d'une stérilisation préalable.

Pourtant, la densité des troupes, en certaines régions déshéritées, pendant la période estivale, peut rendre impossible l'approvisionnement en eau potable avec les seules ressources locales, même si on réduit au minimum d'un litre et demi en moyenne la consommation journalière d'un homme qui marche ou qui combat.

A cette pénurie possible, des Instructions ont prévu comme remède :

1° L'exploitation mieux comprise et l'accroissement des points d'eau régionaux.

2° Un apport de l'eau nécessaire au moyen de convois spéciaux.

Les travaux du premier ordre comportent essentiellement le *curage immédiat des puits et les travaux de protection* contre les pollutions extérieures (établissement de margelles avec glacis maçonnés, rejointement intérieur de la maçonnerie et couverture de l'orifice du puits) ; l'examen scrupuleux et l'*amélioration des conditions de captage* et d'adduction des sources, l'établissement autour de celles-ci d'un périmètre de protection ; enfin la *construction de puits ou l'exécution de forage* dans les régions insuffisamment alimentées en eau.

En fixant ce programme, les circulaires 7.466/DA du 4 juin et 1241/DA du 24 juin 1915 ont, en outre, arrêté la composition du personnel et la nature du matériel nécessaires à son exécution. De plus, elles ont créé une direction technique de l'ensemble du Service des Eaux, opérant en liaison étroite avec la Direction Générale du Service de Santé.

Quant à l'apport d'eau par convoi, les moyens prévus à cet effet sont les suivants : (circ. 7.466/D.A. du 4 juin 1915).

1° *Des wagons-citernes pour le transport par voie ferrée.* — Ces moyens ne peuvent être que d'un usage limité, tant en raison du nombre relativement faible des wagons-citernes disponibles que de l'emploi restreint qui peut être fait de la voie ferrée pour atteindre les cantonnements mêmes de la troupe.

2° *L'emploi des tonneaux d'arrosage.* — On ne peut envisager la généralisation de l'emploi des tonneaux d'arrosage automobiles ou hippomobiles. Les ressources de cette nature sont faibles et la totalité de celles dont on pouvait disposer a été répartie dans les armées.

3° *L'emploi de tonneaux chargés sur voiture.* — Le moyen le plus pratique d'organiser des convois d'eau consiste dans l'emploi de camions automobiles ou de voitures des convois hippomobiles chargés de tonneaux.

Développant cette dernière instruction, la circ. 1.243/D.A., du 24 juin, a prévu l'adjonction au train de combat de chaque bataillon d'infanterie de deux voitures de réquisition portant chacune un ou plusieurs tonneaux d'une capacité de 5 à 600 litres, munis de pompes demi-rotatives et des tuyaux et « coulettes » nécessaires. Ainsi, chaque unité disposera des moyens de se faire suivre dans les périodes de marches, d'une certaine quantité d'eau potable pour parer aux premiers besoins.

L'apport de l'eau dans les tranchées ne pouvant s'effectuer, le plus souvent, que la nuit par des corvées spéciales, exige, de son côté, des procédés spéciaux. Pour ce transport à bras d'hommes on use, avec avantage, de petits tonnelets de 30 à 40 litres et mieux encore de bidons métalliques du type « *pots de laitiers* », solides et faciles à entretenir et à désinfecter par les procédés déjà indiqués pour les tonneaux.

Rappelons que : « les dépenses relatives aux récipients pour l'eau potable, sont à la charge du Service de l'Intendance qui en assurera le remboursement aux corps sur les crédits du chapitre 32 ». (Circ. 10.796 du G. Q. G., 17 septembre 1915).

ECLAIRAGE

(Note 8.128/DA du 8 déc. 1915)

Les tableaux de rations établis par la décision ministérielle n° 8.820 3/5, du 9 octobre 1915, prescrivent pour l'éclairage des troupes en campagne les allocations journalières suivantes :

PARTIES PRENANTES	DU 1er OCTOBRE AU 31 MARS	DU 1er AVRIL AU 30 SEPT.
Officier	1/2 bougie.	1/4 de bougie.
Troupe	1 bougie par escouade ou 4 gr. de bougie par homme.	1/2 bougie par escouade ou 2 gr. par homme.
Postes (catégorie n° 1). Poste des police, de garde, postes de secours).........	2 bougies par poste.	1 par poste.
Poste (catégorie n° 2) (poste de commandement, téléphonique)	4 bougies par poste.	2 par poste.
Ecuries et bivouacs de chevaux	3 gr de bougie par cheval	1 gr. 1/2 de bougie par cheval.
Convois et parcs............	1 bougie par groupe de 25 voitures.	1/2 bougie par groupe de 25 voitures.

Allumettes. — Cinquante par homme et par quinzaine en toute saison.

L'unité de bougie considérée est celle de 62 gr. 5 (16 au kilog).

Le pétrole peut être substitué à la bougie sur la base de 3 litres de pétrole pour 1 kilog de bougie.

Bien qu'utilisées en commun, et par là, d'un rendement meilleur, ces allocations restent parfois au-dessous des besoins. S'il y a impossibilité de se procurer du matériel d'éclairage, on aura recours à des procédés de fortune.

Chandelles et lanternes improvisées.

Les déchets de boucherie, de vieilles boîtes de conserve, des moules en bois, des mèches de coton, permettent de fabriquer, dans toute unité ou formation immobilisée, des lampes et des chandelles d'un pouvoir éclairant suffisant pour les granges, les feuillées, les couloirs et d'un prix nul.

Transformation des boîtes de conserve en veilleuses. — Des boîtes de conserve de forme tasse, d'une contenance de 250 cm³ environ, conviennent parfaitement comme réservoir du corps éclairant. On les adapte à leur nouveau rôle en enlevant complètement le couvercle, en régularisant les bords à la cisaille et en les munissant d'un support pour la mèche. A cet effet on prend trois fragments de fil de fer que l'on tord deux à deux de façon à délimiter entre eux un petit triangle dans lequel la mèche sera insérée (fig. 40). Ce support, dont la forme est celle d'un triangle curviligne, est maintenu en rabattant les extrémités sur les côtés de la boîte ; un fil de fer extérieur entourant la boîte la fixera solidement.

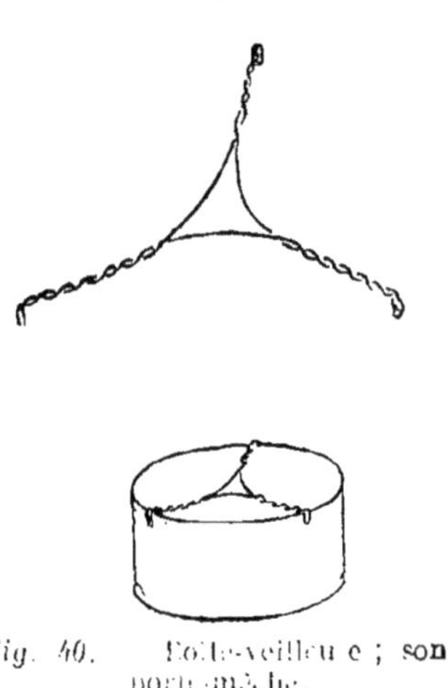

Fig. 40. — Boîte-veilleuse ; son porte-mèche.

Moules pour chandelles. — Pour fabriquer des chandelles, on confectionne d'abord le moule. On prend un morceau de bois de 20 à 25 cm. de hauteur, de 5 cm. d'épaisseur et de 10 cm. de largeur. On le divise exactement en deux, à la scie, dans le sens de la plus grande dimension, puis dans chaque moitié on creuse à la gouge trois demi-cylindres d'un centimètre et demi de rayon. Dans chaque moitié du bloc de bois, les trois demi-cylindres sont placés symétriquement, par rapport à l'axe de sciage, de telle façon qu'en rapprochant les deux moitiés, on constitue un cylindre complet : le moule de la bougie. On arrête le cylindre à 1 cm. du fond et on pratique, à cette extrémité, un mince orifice permettant le passage de la mèche (fig. 41).

Traitement de la mèche. — La mèche est achetée dans le commerce ou préparée avec des fils de coton que l'on réunit en tresses lâches ou encore avec des plaques de coton tordues. Pour les chandelles, les deux premières variétés seront seules utilisées. Toutes les mèches seront au préalable immergées dans une solution d'acide borique à 3 %. Après quinze minutes d'immersion, elles sont mises à sécher et prêtes à employer.

Préparation du suif. — Le combustible est constitué par les déchets de graisse provenant, soit de la boucherie centrale, soit des cuisines. Ces déchets réunis sont fondus à feu nu dans une marmite ou tout autre récipient convenable. On passe sur une toile ou une gaze la graisse fondue pour retenir les débris de tissus, les impuretés diverses.

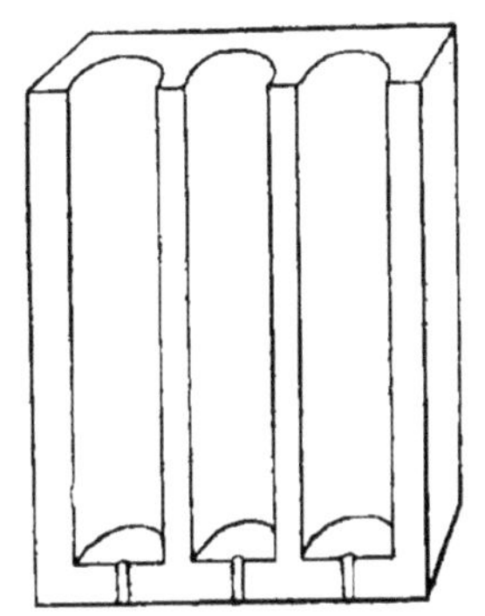

Fig. 41.
Moule à chandelles.

Fabrication des lampes et chandelles. — *a*) Les boîtes de conserve préparées, comme il a été dit, sont remplies de ce suif fondu et encore liquide. Avant la solidification on place la mèche au centre : la lampe est prête.

b) Pour fabriquer les bougies, on réunit les deux parties du moule, on les maintient l'une contre l'autre par un moyen approprié (ficelle, fil de fer ou crochet). On place la mèche au centre : pour cela on en fait passer un bout par le petit orifice pratiqué au bas du moule, on fait un nœud à l'extrémité opposée de façon que la mèche ne puisse passer au travers de l'orifice. En tirant avec une main le bout de la mèche on la maintient au centre du moule, tandis qu'avec l'autre main on verse le suif encore liquide. Après solidification complète, on défait le moule, on retire le cylindre de suif. Une telle chandelle brûle environ pendant deux heures.

Une boîte de conserve-veilleuse de 250 cm^3 peut éclairer pendant quatorze heures.

Lanternes.

Lorsqu'on voudra éclairer, par ce moyen, des feuillées, des couloirs exposés à l'air, on placera des lampes constituées par les boîtes de conserve dans des lanternes faites de boîtes de fer-blanc plus grandes, dont une des faces est remplacée par un carreau de verre. Un orifice supérieur, des trous à la base, donnent accès à l'air nécessaire à la combustion du corps éclairant.

Ou bien encore comme le montrent les dessins ci-joints

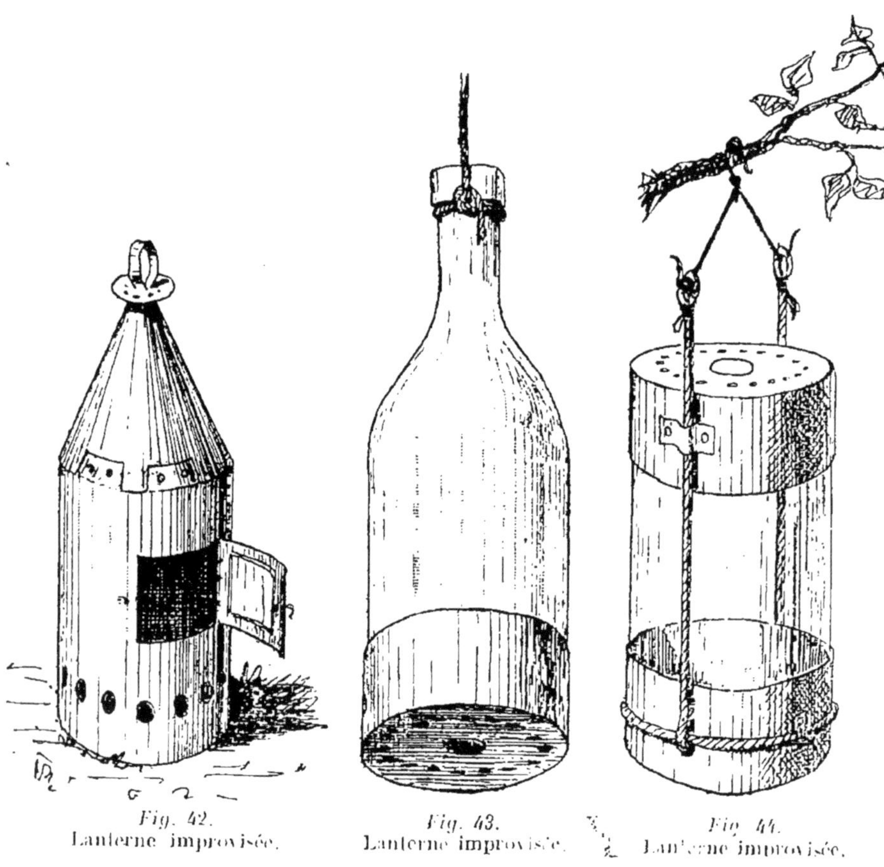

Fig. 42. Lanterne improvisée.

Fig. 43. Lanterne improvisée.

Fig. 44. Lanterne improvisée.

c'est la partie moyenne d'une bouteille, convenablement sectionnée, qui fournira le verre cylindrique de la lanterne dont le fond et le couvercle seront encore ici empruntés à des boîtes de conserve (fig. 42, 43, 44).

Le seul point difficile est d'obtenir une cassure bien exactement horizontale. Comment y parvenir ?

Choisissez une bouteille de *verre blanc*, entourez-la suivant la circonférence où elle doit être divisée, de trois tours d'un fil de laine ou de coton (ou, à défaut, de ficelle détordue), imbibé d'alcool. Allumez. *Tenez horizontalement la bouteille en lui imprimant un mouvement de rotation autour de son axe*, puis, quand le fil s'éteint, plongez-la dans un seau d'eau froide. Le trait de séparation est assez régulier ; parfois double de part et d'autre de la ligature, il détache une sorte de bracelet étroit.

Terminez en émoussant à la lime ou à la meule les lèvres de la section.

Notons en passant qu'une bouteille divisée ainsi en deux, livre à la fois, comme sous-produits, un verre et un entonnoir.

ENFOUISSEMENT

Mesure de nécessité quand l'incinération, méthode de choix pour le traitement des déchets organiques, ne peut être mise en œuvre, par exemple à proximité de l'ennemi.

Règles d'un enfouissement correct.

Les déchets et immondices de toutes sortes (ordures ménagères, résidus de cuisine, issues d'abats, etc.), doivent être déversés dans des fosses assez profondes (1 m. 50 à 1 m. 75) creusées à une distance d'au moins 200 mètres des sources et fontaines, en évitant également le voisinage de la nappe d'eau souterraine (dont le niveau se déduit de la profondeur des puits). On y répandra les détritus en couches peu épaisses, superposées, en ayant soin de recouvrir chacune de ces couches et de la séparer ainsi de la suivante, avec de la chaux vive ou du chlorure de chaux et de la terre ; et ainsi de suite, jusqu'à 0 m. 50 environ au-desous de la surface du sol. Alors, on achèvera de combler la fosse avec de la terre et à quelque distance on en creusera une nouvelle qui remplira le même office.

Lorsqu'il s'agit d'enfouir des cadavres d'animaux ou des issues d'abats, le procédé préférable consiste à les *enrober dans le fumier.* On assure de la sorte une destruction rapide de la matière organique en facilitant l'intervention des larves nécrophages.

Ainsi, pour enfouir un cheval, on creuse une fosse de 1 mètre à 1 m. 10 de profondeur, au fond de laquelle on étend un lit de fumier de 0 m. 30 d'épaisseur ; le cadavre du cheval, dont on a désarticulé les membres au niveau des genoux, y est déposé, puis recouvert d'une nouvelle couche de fumier de même épaisseur que la première et, enfin, de terre. Au bout de 30 jours environ, il ne reste plus du cadavre que les ossements.

De la même manière seront avantageusement traités les débris d'abats (masse intestinale, panse, tête, etc...). Dans ce but on creusera une large tranchée, profonde de 2 mètres à 2 m. 50. On y déposera dans le fond du fumier, puis les viscères, puis une nouvelle couche de fumier ellemême recouverte de terre. En 12 jours, tous les viscères sont détruits (Circ. 9.087/DA du 29 octobre 1915).

Signes d'un enfouissement hâtif et insuffisant.

Un enfouissement trop superficiel ou pratiqué sans addition fractionnée d'antiseptique à la masse fermentescible dégage bientôt des émanations malodorantes et attire sur son emplacement des *essaims de mouches.*

Mesures correctrices.

Les enfouissements qui révèlent ainsi leur insuffisance doivent être l'objet de travaux d'assainissement qui, suivant les cas, comporteront :

a) La mise à découvert des cadavres d'animaux et des issues d'abats, puis leur *incinération sur place*, après aspersion de goudron et de pétrole ; mais la combustion au fond d'une fosse, sans tirage et sans appel d'air, bien qu'elle ne soit pas impossible, ne se poursuit que très lentement.

b) Ou bien, après enlèvement des couches de terre les plus superficielles, la projection sur les matières en putréfaction d'une épaisse couche de *chaux vive*, puis de terre.

S'il s'agit d'un animal, on procédera de la manière suivante : « Lorsque le cadavre est dégagé, on creuse à côté de lui, dans le sens de la longueur et un peu au-dessous, une excavation d'environ 1 mètre de profondeur, dans laquelle on répand une couche de 0 m. 15 de chaux vive sur toute la surface du fond. On fait alors basculer l'animal sur le lit de chaux et on le recouvre d'au moins 250 kgr. de chaux vive. L'enfouissement est terminé par couches successives de terre et de chaux. Il faudrait environ 1.000 kgr. de chaux vive pour chaque corps d'animal. » (H. THIERRY). L'enrobement dans le fumier semble plus pratique, sinon plus efficace.

c) Ou bien encore, au cas où la décomposition très avancée des débris organiques offrirait, au cours de la saison chaude, quelque danger à leur dénudation préalable, on se contentera de déverser en abondance, par les fissures du sol, de la chaux vive à l'intérieur des excavations, puis on constituera un tumulus de terre tassée débordant largement les limites de la fosse ; un fossé sera creusé tout autour pour l'écoulement des eaux pluviales et on ensemencera l'emplacement avec de l'avoine.

EXCRÉMENTS ; LEUR TRAITEMENT

Généralités.

En campagne, le « péril fécal » est au premier plan des préoccupations de l'hygiéniste. C'est, en effet, par les excréments que se disséminent fièvres typhoïde et paratyphoïdes, entérites et dysenteries, choléra, etc., ces maladies des armées par excellence.

Le danger, pour une collectivité, vient des malades encore au début de leur affection, ou atteints de cas frustes ; s'il est permis à ces sujets de disséminer dans un cantonnement, au hasard de leurs exonérations, le germe spécifique de leur mal, la contagion suivra vite, car l'infection du sol aura comme corollaire celle de l'eau ; la souillure des chaussures entraînera celle de la paille de couchage, et par là celle des mains et du visage des occupants, sans compter les mouches, qui contribueront au transport du contagé jusque sur les aliments.

De tels inconvénients exigent donc impérieusement des mesures de protection pratiques.

Voyons comment on peut et doit les mettre en œuvre :

1° Au cantonnement et dans les tranchées ;

2° Dans les formations hospitalières improvisées et destinées aux contagieux.

I. — Traitement des excréments au cantonnement et dans les tranchées.

FEUILLÉES

(Circ. 22 août 1889. Vol. 83, p. 314)

Description. — La feuillée consiste en un sillon n'ayant pas plus de largeur que le fer de la pelle réglementaire, et aussi profond que la pioche permet de le creuser. La terre de déblai sera rejetée à 0 m. 30 à droite et à gauche du sillon, qui doit être assez étroit pour que l'homme, mettant les pieds l'un à droite, l'autre à gauche, soit comme à cheval sur la fosse, où tomberont urines et matières fécales. Les parois de la tranchée doivent être taillées à pic. Les hommes devront, avant de quitter la feuillée, projeter un peu de terre meuble sur les matières qu'ils viennent d'y déposer, ce qu'ils peuvent faire avec le pied en utilisant les déblais déposés sur les côtés ; c'est le moyen le plus rapide et le plus direct de prévenir la mauvaise odeur et les effets malsains des déjections.

Emplacement et installation ; Accès.—Les feuillées doivent être établies à quelque distance du cantonnement, pas trop loin, cependant, sinon les militaires qui s'y rendent s'arrêteraient en chemin ; pas trop près non plus pour se garder de l'inconvénient des émanations malodorantes et du danger des mouches. Il faut éviter aussi le voisinage des prises d'eau pour en prévenir la contamination.

L'installation trouvera son complément dans une palissade et une toiture en léger clayonnage ; ainsi les hommes seront isolés et protégés contre les ardeurs du soleil, contre le vent et la pluie.

Pour faciliter l'accès des feuillées, on égalisera le sol, on ouvrira un passage dans les haies, on jettera sur les fossés une passerelle de rondins. Le chemin à suivre sera jalonné d'écriteaux et de plaques indicatrices. La nuit, une lanterne en signalera l'emplacement.

Entretien et désinfection. — Deux fois par jour, le matin et au coucher du soleil, le service de semaine fera jeter dans les fosses une couche de terre, les cendres des foyers et l'une des solutions désinfectantes suivantes : 1° sulfate de fer, solution au 1/10e (25 gr. dans 250 gr. d'eau par homme et par jour) ; 2° lait de chaux (éteindre un kgr. de chaux vive avec un demi-litre d'eau ; quand la déliquescence est effectuée, délayer la poudre ainsi obtenue dans le double de son volume d'eau ; verser dans les feuillées 25 gr. de lait de chaux par homme et par jour).

Quand les sillons sont à moitié remplis, on les comblera et on foulera fortement la terre de remplissage. Des branchages et des pierres en marqueront l'endroit.

FOSSES FIXES

L'occupation longtemps prolongée des mêmes emplacements incite, dans un but d'économie du terrain, à substituer aux feuillées réglementaires des fosses fixes, creusées plus ou moins profondément dans le sol ; par-dessus l'excavation, de fortes planches forment pont et ménagent entre elles des orifices de chute. Même lorsqu'elles sont munies de couvercles mobiles en bois et désinfectées journellement, ces fosses, difficiles à entretenir, exhalent trop souvent une mauvaise odeur, attirent les mouches et exposent à la souillure la nappe d'eau souterraine : l'infiltration des excréments liquides ou délayés par les urines précède en effet, au moins pour partie, leur désinfection.

C'est cependant le dispositif de nécessité dans les tranchées ; les inconvénients en seront réduits par l'observation des recommandations suivantes :

Installation. — Etablir un boyau d'abord perpendiculaire à la tranchée principale, puis coudé à angle droit (de manière

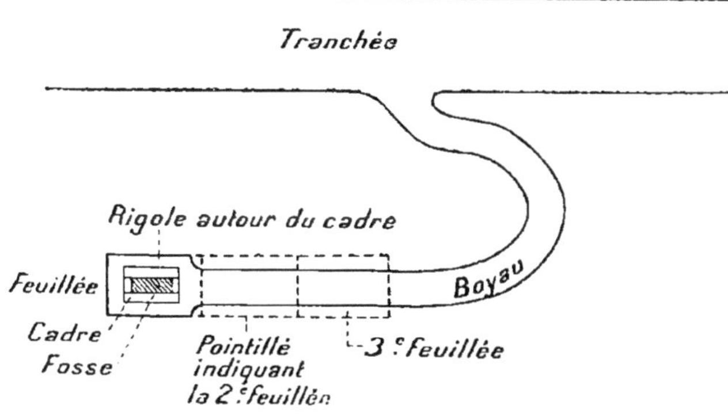

Fig. 45. — Feuillées de tranchées (Vachez).

à devenir parallèle à la tranchée point de départ). La première portion de ce boyau sera de 4 à 5 mètres, la seconde de 8 à 10 environ et c'est à son extrémité que la fosse sera creusée. Le boyau d'accès présentera vers la fosse une légère déclivité, afin de prévenir l'entraînement des souillures du sol par les eaux de pluie vers le reste des tranchées.

Donner à l'excavation une profondeur de 2 m. 50 à 3 mètres, afin qu'elle puisse servir un certain temps. Disposer à la surface un plancher solide fait de planches et de rondins de manière à donner toute sécurité aux visiteurs ; y aménager comme trou de chute, des orifices de forme triangulaire, à grande ouverture dirigée en arrière, suffisamment larges et convenablement espacés. Marquer d'une façon très apparente l'emplacement que doivent prendre les pieds.

Quand la fosse sera aux trois quarts pleine, on en creusera une autre, *en amont*, dans le même boyau, et les terres de déblai serviront à la combler.

Entretien. — Prescrire les précautions suivantes :

Avant de quitter les lieux, projeter sur les déjections émises, une pelletée de terre pulvérulente et sèche ou de chaux.

Désigner une corvée pour jeter dans la fosse, trois fois par jour, des substances désinfectantes et désodorisantes. Les corvées procèderont également au nettoyage et à la désinfection de la surface du sol aux alentours immédiats. Elles prépareront chaque matin près de la fosse, dans un récipient quelconque, seau, caisse, baquet, un petit approvisionnement de terre sèche, mélangée de chaux ou de chlorure de chaux ; celle-ci est destinée à masquer les déjections, à absorber les liquides et à s'opposer autant au dégagement d'émanations mal odorantes, qu'à l'accès des mouches.

TINETTES MOBILES

La réception des matières peut encore se faire dans des récipients quelconques, jouant le rôle de tinettes mobiles (barriques sciées en deux et imperméabilisées par une application de goudron bouillant). Il faut prévoir 12 sièges pour 1.000 hommes.

Ces tinettes doivent être garnies d'une poudre absorbante (paille hâchée, balle d'avoine, sciure de bois, etc...). Le contenu est enfoui après désinfection ou mieux encore incinéré.

L'inconvénient du système est qu'il exige un transport dangereux et des manipulations malpropres. Il ne fait qu'ajourner d'ailleurs les difficultés.

FEUILLÉE-FOSSE

(Bué. *Arch. de Méd. et de Pharm. M*[res], *déc.* 1915).

C'est le procédé de choix dans les cantonnements stables (dépôt d'éclopés, formations sanitaires immobilisées).

Principe. — Recevoir et conserver les excréments dans un liquide antiseptique, puis après contact prolongé (8 à 12 heu-

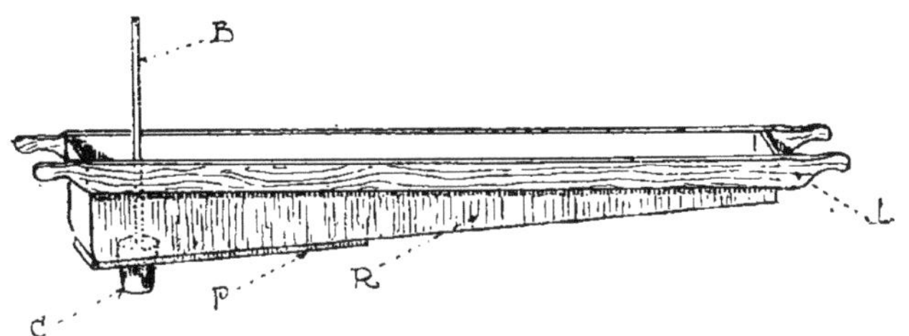

Fig. 46. — Feuillée-fosse Bué : l'auge métallique.

res) suffisant pour que l'action du désinfectant soit effective, projeter ces matières dans une fosse dont la perméabilité n'offre plus d'inconvénient.

Dispositif schématique. — On creuse une fosse de 1 m. 50 à 2 m. de côté, 1 m. 75 de profondeur ; puis, perpendiculairement à l'un des côtés de cette fosse et se déversant en elle, une tranchée de 0 m. 30 de large et de 2 m. de long, à fond incliné vers la fosse, de 5 cm. par mètre. Cette tranchée recevra une auge métallique étanche, dont la particularité essentielle est de posséder un fond incliné avec, au point déclive, un tuyau de chute qu'on ouvre et ferme à volonté à l'aide d'un bouchon de bois tronconique, muni d'un long manche. L'auge est encastrée dans la tranchée, de manière que, par son tuyau de chute, elle puisse déverser son contenu dans la fosse qu'on recouvre hermétiquement.

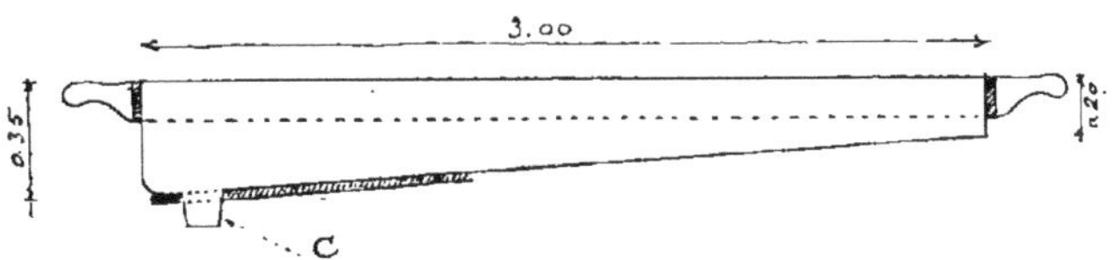

Fig. 47. — Feuillée-fosse Bué (l'auge métallique) (en coupe)

Fonctionnement. — L'auge remplie à moitié d'une solution de crésyl à 4/100 ou de tout autre antiseptique qui n'attaque pas le métal est prête à fonctionner. Le seul inconvénient de son usage consiste dans la projection de liquide que peut déterminer la chute des matières. On l'évite d'ailleurs en disposant à la surface du liquide un petit carré de papier. En revanche les avantages sont incontestables : l'odeur est nulle, la protection contre les mouches absolue. Deux fois par jour, après un contact de 12 heures plus que suffisant

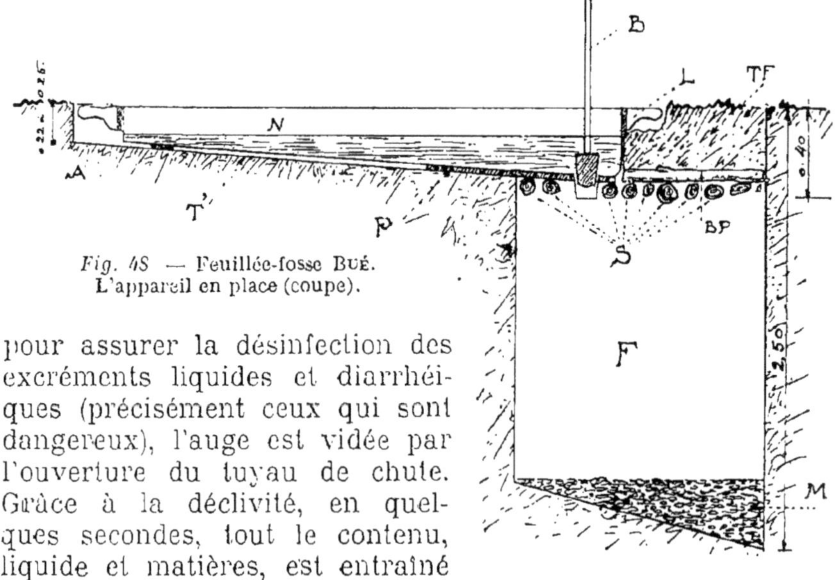

Fig. 48 — Feuillée-fosse Bué.
L'appareil en place (coupe).

pour assurer la désinfection des excréments liquides et diarrhéiques (précisément ceux qui sont dangereux), l'auge est vidée par l'ouverture du tuyau de chute. Grâce à la déclivité, en quelques secondes, tout le contenu, liquide et matières, est entraîné dans la fosse. Un demi-seau d'eau jeté à la volée dans l'auge en achève le nettoyage.

Détails de construction. — L'auge sera en tôle galvanisée, en tôle douce, en zinc, etc... Ces pièces composantes seront rivées et l'étanchéité de leur fonction obtenue par une soudure à l'étain. Comme dimensions on adoptera, par exemple, une longueur de 2 m. ; une largeur, au niveau du fond de 0 m. 30, au niveau des bords libres de 0 m. 35 ; une profondeur à l'extrémité la plus éloignée de la fosse de 0 m. 25, à l'extrémité la plus voisine du tuyau de déchet de 0 m. 35.

Une couche de minium sur sa surface, tant intérieure qu'extérieure, protègera le métal contre l'action de la rouille. Un cadre de bois avec poignées et une planche doublant extérieurement le fond, faciliteront le transport de l'auge à chaque nouvelle installation et s'opposeront à sa déformation.

La surface latérale du bouchon de bois taillé dans un rondin sera recouverte d'une petite feuille de cuir, de feutre ou de drap, pour mieux assurer l'étanchéité de la fermeture.

Quant à la fosse même on en garnira le fond d'une couche de branchages ou de mâchefer pour en éviter le colmatage, et on la recouvrira au moyen de quelques rondins supportant des planches et de la terre gazonnée.

Un abri recouvert de carton bitumé, entouré et au besoin cloisonné avec des claies, complétera l'installation.

NOTA. — L'auge peut être plus facilement, plus rapidement et à moins de frais, construite en bois. L'étanchéité est obtenue en assemblant les planches par emboîtement à bouvet ou queue d'aronde et en les imperméabilisant par une ou plusieurs applications à chaud de goudron ou de bitume de Judée.

II. — Traitement des excréments dans les hôpitaux de contagieux.

Dans la salle des malades le seau hygiénique qui reçoit les excréments sera toujours garni d'un peu de solution antiseptique (crésyl à 4 %) afin que les matières soient immergées dès leur émission. Leur désodorisation est à cette condition. Si l'on use de sulfate de cuivre ou de fer, ce sera donc à l'état de solution à 5 %, non de cristaux en nature. (Circ. 2192/S).

Pour que cette désinfection des selles s'accomplisse régulièrement — sans exiger de la part de l'infirmier une initiative chaque fois renouvelée — on trouvera toujours disponible *à côté même du seau*, la solution antiseptique dans un récipient incassable (bidon de pétrole réformé, arrosoir...).

Quant au collectionnement ultérieur des matières excrémentitielles, en l'absence de fosses fixes préexistantes, il soulève de grosses difficultés. Le plus souvent dans les casernes, couvents, séminaires transformés en hôpitaux on a dû se contenter de tinettes mobiles dont on connaît le danger. Le remède est dans la création de fosses fixes étanches sur le type, par exemple, de celles réalisées à l'hôpital 13 de Verdun. (Circ. n° 3.857/S du 15 mars 1915.)

« *Dimensions de la fosse.* — Les dimensions à donner à ces fosses sont déterminées par les considérations suivantes : chaque typhoïdique émet par jour environ 2 l. à 2 l. 1/2 de

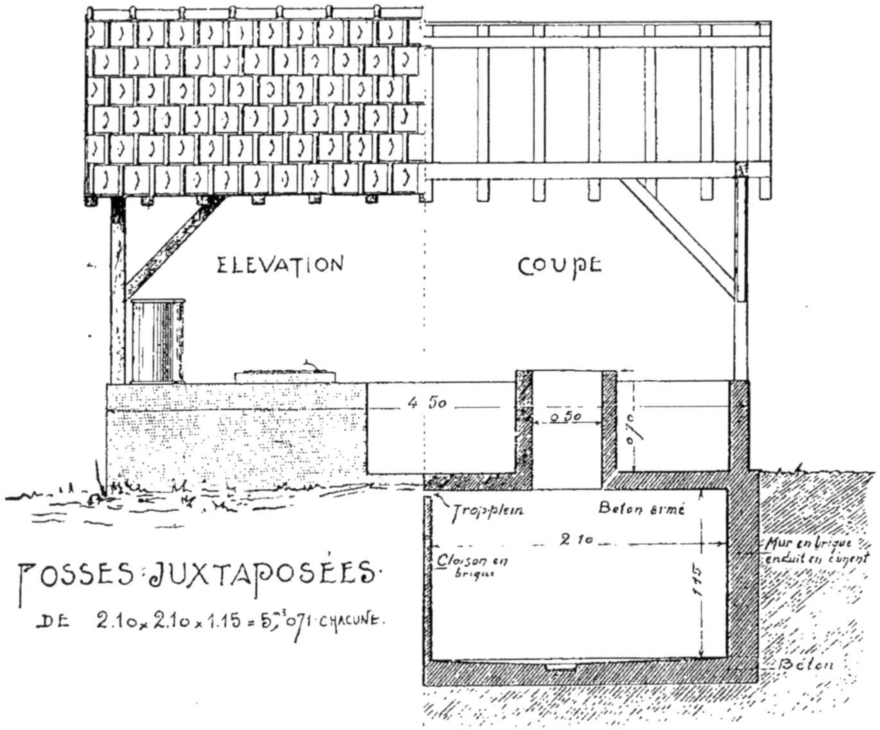

Fig. 49. — Fosses fixes pour le traitement des excréments (A. TOURNADE).

liquide diarrhéique et d'urine ; ce volume d'excreta, par l'addition de l'antiseptique et des eaux de lavage, doit être porté à 3 l. environ par malade (soit 3 m³ pour 1000). Pour ne pas recourir trop souvent à la vidange, il convient de décupler ce chiffre.

Suivant l'étendue et le nombre des bâtiments, on peut construire une ou plusieurs fosses semblables.

Construction de la fosse. — L'excavation mesure 5 mètres de long sur 2 m. 60 de large et 1 m. 75 de profondeur. Le fond est fait d'une solide semelle de béton épaisse de 0 m. 20 ; les parois sont en briques pleines de 0 m. 20, revêtues d'une double couche de ciment Pron.

Un mur médian, également en briques cimentées, dédouble la fosse, mais sans établir une séparation absolue, car, à sa partie supérieure, il présente un orifice qui joue le rôle de soupape de sûreté et conjure tout danger de débordement, par l'écoulement du trop plein d'un réservoir dans l'autre.

Quant au plafond, il est de béton armé et présente pour chaque compartiment un orifice de déversement en forme de carré de 0 m. 50 de côté ; tout autour, un petit mur cimenté de 0 m. 70 de haut constitue une sorte de margelle que ferme un couvercle de fer avec charnière. On a eu soin de donner à la surface supérieure de ce plafond une certaine déclivité qui assure l'écoulement des eaux de lavage dans la fosse à la faveur de trous obliques dont la margelle est perforée à sa base.

Juste en regard de l'orifice supérieur, le fond de chacune des fosses ainsi juxtaposées présente une petite cuvette centrale où, lors de la vidange, plonge le tube d'aspiration pour l'épuisement complet du liquide restant qui s'y collecte.

L'emplacement des fosses est circonscrit par un mur de briques de 0 m. 65 de haut, cimenté sur ses deux faces et qu'interrompt seule une ouverture d'accès de 0 m. 80. La protection des abords s'en trouve garantie.

D'ailleurs pour l'exécution facile des mesures de propreté, une canalisation spéciale conduit l'eau tout à portée de la main et deux tonneaux de 50 litres, dressés à chaque angle de l'enceinte, offrent pour le nettoyage des seaux hygiéniques leur solution crésylée à discrétion.

Enfin, une solide charpente recouverte de tuiles protège les fosses contre l'apport de l'eau de pluie ; l'éclairage est assuré la nuit par une lampe électrique.

Fonctionnement, désinfection et vidange. — Les déjections sont déversées exclusivement dans l'une des fosses jusqu'à réplétion ; la désinfection s'effectue chaque jour par la projection, fractionnée en 4 fois, d'hypochlorite de chaux délayé en bouillie en quantité proportionnelle à celle des matières à stériliser. A l'expérience, cet antiseptique s'est révélé meilleur désodorisant que le crésyl qui est d'ailleurs concurremment employé pour la désinfection dans les seaux hygiéniques des excréments dès leur émission.

Quand la fosse est remplie, on la ferme à cadenas, l'autre entrant en fonctionnement, et on laisse s'écouler 24 heures encore, avant la vidange, pour permettre l'action plus complète de l'antiseptique.

On pourrait, semble-t-il, avec avantage, évacuer le contenu ainsi stérilisé de la fosse, dans un égout voisin par un dispositif facile à concevoir, de canalisation pourvue d'une vanne qu'on ouvrirait et fermerait à volonté. » (A. TOURNADE.)

EXHUMATIONS

« Tant au point de vue de l'hygiène que de l'égalité de traitement à conserver entre les familles plus ou moins fortunées, aucune autorisation d'exhumation de soldat tué à l'ennemi ne peut être accordée. Seules sont permises, sur demande des autorités publiques, les exhumations motivées par mesure d'hygiène (proximité des puits, des sources, des habitations) ». (Circ. 4.257/DA du 19 novembre 1914.)

Technique des exhumations.

Les exhumations doivent avoir lieu en principe en dehors de la saison chaude, quand il n'y a plus de mouches.

Avant d'enlever les dernières couches de terre on arrosera les corps de substances antiseptiques : crésyl ou phénol. Parfois la fosse est remplie d'eau, les cadavres y baignent. Il convient alors de désinfecter l'eau en y ajoutant la quantité de crésyl ou de crésol nécessaire pour réaliser une solution de 4 % environ. Après un séjour en place de deux heures au moins, cette eau sera évacuée par une saignée sur la partie déclive du terrain.

Les corps exhumés, identifiés, sont immédiatement placés dans des cercueils légers, rendus étanches par une doublure en carton bitumé et garnis d'une substance absorbante et désinfectante (terre tamisée, tourbe, chaux éteinte, chlorure de chaux). Les corps sont aussitôt transportés au cimetière, sur le terrain destiné à la réinhumation où de nouvelles fosses ont été préparées. Quant aux anciennes, on en désinfecte les abords et le fond en les recouvrant d'une couche de chaux vive qui, à l'endroit où reposaient les cadavres, ne doit pas être de moins de 0 m. 10 d'épaisseur. L'excavation est ensuite comblée par des couches alternantes de terre et de chaux vive. Il faut 100 à 120 kilogs de chaux vive pour désinfecter une fosse d'environ 1 mètre de profondeur et n'ayant contenu qu'un seul corps.

Protection du personnel ouvrier. — Les ouvriers chargés des exhumations revêtiront un costume spécial analogue à celui des désinfecteurs. Ils porteront un bourgeron et des pantalons de toile à coulisses fermant aux poignets et aux chevilles. Ils auront des bottes imperméables, analogues à celles des égoutiers, car les fosses sont fréquemment inondées et il faut travailler dans l'eau pour retirer les corps. Ils auront à leur disposition des masques respiratoires ou des sachets imbibés, soit d'un désinfectant, soit d'essence d'eucalyptus, destinés à dissimuler l'odeur méphitique. Les ouvriers, chargés particulièrement de la manipulation des cadavres, seront munis de gants de caoutchouc (modèle des ouvriers électriciens).

Ce personnel aura du savon noir et des désinfectants à sa disposition pour le nettoyage des mains, de la figure, des chaussures. Les costumes de toile seront placés chaque jour dans une lessiveuse et désinfectés.

LE FROID

(Circ. 165/S du 4 nov. 1914 ; 6.271 du G. Q. G, 27 nov. 1914 ; 1.833 du G. Q. G. du 6 févr. 1915 ; 6.301/S du 9 oct. 1915 ; 1.835/S du 31 janv. 1916. CHARCOT. *Revue d'Hyg. et de Police sanitaire* 1915, p. 113-127).

Le froid peut engendrer deux sortes d'accidents : généraux et locaux.

I. — Le coup de froid.

Les accidents généraux surviennent surtout chez les troupes fatiguées, déprimées, insuffisamment nourries. Il n'est pas nécessaire, pour les observer, que la température extérieure soit très abaissée si, à l'action du froid, se joignent les effets d'un vent violent, d'une tourmente de neige... Sous nos latitudes, ils restent d'ailleurs exceptionnels.

Les désordres s'annoncent par l'obnubilation de la vue, l'embarras de la parole, un sentiment de fatigue, d'accablement, en disproportion avec le travail fourni, de la titubation, de la raideur des muscles, du cou et du tronc ; puis surviennent du délire et des attaques épileptiformes ; le pouls est petit, les mouvements respiratoires paresseux et le sujet succombe, avec tous les symptômes d'une asphyxie lente.

Parfois la mort est foudroyante : les hommes tombent avec quelques convulsions et expirent.

La *prophylaxie* comporte : une nourriture abondante, où la prépondérance revient aux aliments gras, et des boissons chaudes et toniques : thé, café, vin chaud sucré ; par contre, il ne faut tolérer l'usage de l'alcool qu'à fort petite dose.

L'habillement joue aussi un rôle de première importance. Des vêtements superposés, même en tissus légers, sont beaucoup plus efficaces que des vêtements épais, sous la condition toutefois que la superposition des effets, notamment de tricots, n'exerce aucune gêne, aucune compression au niveau de l'articulation du membre avec le tronc. Un surtout en tissu imperméable à l'air, en toile serrée ou même en peau tannée si possible, constitue une protection des plus efficaces. Le vêtement superficiel doit être fermé aux poignets par des liens, aux jambes par des guêtres ou des bandes molletières, au cou par un foulard, à la taille par le ceinturon, mais ces attaches ne doivent jamais être assez serrées pour risquer d'entraver la circulation.

Pour le couchage par grand froid, on recourt avantageusement au sac en peau, à poils intérieurs, contenu lui-même dans un sac en toile serrée ou caoutchoutée. On en peut faire fabriquer avec des couvertures de laine ordinaire et les recouvrir d'un autre sac en toile. Il y a réel avantage à coudre ensemble des couvertures afin de faire une seule et vaste poche pouvant contenir deux ou plusieurs hommes, qui se communiquent ainsi leur chaleur. Enfin, à défaut de sacs, on peut utiliser le procédé suivant, en pratique chez les alpins : les chaussures enlevées, les pieds sont passés dans les manches de la veste ou d'un tricot (quelquefois des deux) dont les extrémités sont fermées avec un bout de ficelle ou, mieux encore, avec les lacets des brodequins, qu'on ne risque pas ainsi d'égarer.

L'exercice est enfin un des moyens les plus efficaces pour lutter contre le froid, doublement, parce qu'il active la thermogénèse et la circulation.

Traitement du coup de froid. — Le coup de froid réalisé, il faut se *garder avant tout de transporter le sujet* qui en est victime *près du feu*, sous peine d'observer des accidents rapidement mortels : le coucher sur de la paille, dans une chambre froide, fenêtres ouvertes, le déshabiller, le frictionner à la neige ou au drap mouillé : pratiquer la respiration artificielle, les tractions rythmées de la langue ; injecter des stimulants diffusibles : éther, huile camphrée, sérum artificiel tiédi. Quand le gelé donne signe de vie, lui faire des frictions alcooliques, fermer les fenêtres, puis lui administrer quelques gouttes de boisson tiède, légèrement alcoolisée. Peu à peu et à mesure que s'accuse la réaction, augmenter la chaleur ambiante.

II. — Accidents locaux.

Ce sont les gelures à leurs divers degrés, depuis l'érythème et la plyctène jusqu'à la mortification et l'amputation spontanée. Dans la genèse des accidents, l'action du froid n'est pas tout. Les troubles de la circulation ont une importance considérable ; aussi la prophylaxie comme le traitement doivent-ils se préoccuper de cette notion.

Les accidents de gelure locale s'annoncent par des picotements, puis de l'insensibilité. Les téguments prennent alors une teinte ivoirée caractéristique. Ce signe, dès qu'il apparaît, implique l'urgence de procéder aux frictions et au réchauffement progressif, sous peine de voir se développer une gangrène irrémédiable. *En aucun cas la région gelée ne doit être approchée du feu.*

Protection de la figure

Le passe-montagne est efficace et pratique ; malheureusement il empêche l'homme d'entendre et l'endort. On peut le remplacer par deux grandes oreillères qu'on taille dans un cache-nez ou un morceau d'épaisse flanelle que l'on coud aux bords du képi ; le dispositif protecteur s'applique exactement sur le visage par des cordons noués sous le menton. Par les basses températures, pour se garantir du vent soufflant sur la figure, il est bon de découper dans un morceau de carton ou dans un cuir rigide une plaque dont on se servira comme d'un paravent, en la fixant soit sous le passe-montagne, soit entre la coiffure et la tête, du côté d'où vient le vent.

En temps de gel, tout contact de métal sur la peau détermine une désorganisation des tissus à l'égal d'une brûlure. Les porteurs de lorgnons ou de lunettes doivent donc prendre la précaution de garnir de laine ou de fil les pièces de métal en contact avec le tégument.

Du visage ce sont les oreilles, les ailes du nez, les joues, le menton imberbe qui risquent surtout la congélation et qu'il convient donc de surveiller spécialement. Dès la sensation de picotement prémonitoire, à plus forte raison dès l'apparition de la plaque blanc ivoire caractéristique, l'homme lui-même ou son voisin doit frictionner énergiquement la région menacée jusqu'à ce que la tache inquiétante disparaisse et que la sensibilité revienne, normale. Les frictions se font au mieux avec de la neige en flocons ou encore avec la main dégantée ou gantée de laine.

Protection des mains

Les gants ordinaires en tissu épais, même fourrés, ne sont d'une protection efficace que contre un froid peu rigoureux ; par des températures très basses ils doivent être remplacés par des moufles où les doigts, réunis dans la même poche, échangent leur chaleur et jouent librement.

Dans la moufle ordinaire le pouce seul possède une loge spéciale ; le maniement du fusil exige qu'on en ajoute une autre pour l'index. Mais il faut conserver au sac destiné à contenir les trois autres doigts, un volume suffisant pour y passer momentanément l'index engourdi par le froid lorsque son indépendance n'est plus nécessaire.

On confectionne d'ailleurs facilement une moufle en découpant sur une plaque de feutre ou de lainage souple, ou mieux encore sur une vieille couverture, deux contours de mains très larges, qui seront cousus par leurs bords. Il est inutile et même dangereux de porter plusieurs paires de gants superposées, à cause de la gêne circulatoire que cette pratique entraîne. Pour la même raison on ne doit pas davantage prendre de gants dans les moufles, mais plutôt de simples mitaines tricotées.

Sous notre climat, les accidents se bornent en général à la production d'engelures, ulcérées ou non, et l'on n'a guère l'occasion d'observer les désordres graves décrits par les explorateurs des régions polaires. Quand ces troubles se manifestent, c'est d'abord par une sensation prémonitoire de piqûre, puis par la perte de la sensibilité, l'aspect, enfin, de doigt d'ivoire. Pour conjurer la gangrène menaçante, ce doigt sera frictionné vigoureusement avec de la neige ou le gant de l'autre main, et ces frictions énergiques devront alterner avec le réchauffement du doigt placé sous l'aisselle ou encore dans la bouche.

Quand, après ces manœuvres, une douleur vive presque insupportable sera perçue dans le doigt malade, la guérison sera assurée. A tout prix, *il faut éviter d'exposer à la chaleur du feu et de tremper dans l'eau chaude le membre gelé.* Les plus douloureux et graves désordres peuvent résulter de cette manœuvre.

PROTECTION DES PIEDS

Pendant l'hiver, le séjour prolongé dans des tranchées inondées ou humides, la constriction exercée sur les membres inférieurs par les lacets de souliers, les cordons de caleçon, les jambières mal appliquées, exposent à de l'œdème des pieds et à des gelures du premier ou du second degré, accidents qui relèvent à la fois du froid et de la gêne circulatoire, peut être aussi d'une infection spécifique (RAYMOND et PARISOT). Cette étiologie complexe dicte les mesures de prophylaxie à mettre en œuvre.

La chaussure doit être très large, les hommes porteront deux numéros au-dessus de leur pointure habituelle, de manière que, malgré le port de chaussettes de laine et la mise en place de doubles semelles de liège ou de paille ou de papier, les orteils soient à l'abri de toute constriction et libres de jouer. Les bottes de tranchées et, au repos, les sabots garnis de paille, sont très recommandables. Contre l'imbibition par l'eau, les chaussures seront fréquemment graissées. Les pieds eux-mêmes seront enduits de suif ou de tout autre corps gras. La note 6.301/S, du 9 octobre 1915, recommande la préparation suivante :

Lanoline anhydre....................	20 gr.
Eau.................................	2 gr.
Farine de moutarde déshuilée........	0 gr. 40

Un bon moyen pratique, emprunté aux anciennes armées, consiste à immerger les chaussettes dans un bain de graisse fondue et à les revêtir après refroidissement. L'usage de chaussettes russes huilées ou suiffées satisfait au même but.

Enfin, toute constriction qui compromet la circulation des membres inférieurs, doit être supprimée. Il faut en particulier que les bandes molletières soient appliquées sur la jambe et non serrées. Elles ne doivent pas être directement au contact de la peau, mais la recouvrir par l'intermédiaire du pantalon pour que la compression soit plus uniformément répartie. Une fois au moins par jour chaque homme, dans la tranchée, doit se déchausser quelques instants, ne serait-ce que pour se graisser les pieds.

En outre, il se tiendra le plus possible en mouvement et fuira l'inaction prolongée, surtout dans la position accroupie qui entrave la circulation des membres inférieurs.

Comme aux extrémités supérieures, les gelures des pieds sont insidieuses. *C'est lorsqu'on ne sent plus ses orteils que le mal est à craindre.* Il faut alors se déchausser rapidement, mettre le pied à nu, le frictionner longuement et énergiquement, le réchauffer en le plaçant sous l'aisselle ou contre la poitrine d'un camarade, à même la peau si possible, puis frictionner à nouveau. Faute de ces précautions, la gelure peut aboutir à la mortification d'un ou plusieurs orteils et à leur élimination spontanée.

Les plaies avec sphacèle ainsi créées peuvent se compliquer d'infection tétanique, qu'on préviendra par une injection de sérum (Note 10.157/S du 27 novembre 1915).

Il faut se souvenir enfin qu'une région atteinte une première fois de gelure reste, après guérison, exposée plus que toute autre à la reproduction des mêmes accidents et doit être spécialement surveillée.

HYGIÈNE INDIVIDUELLE

La propreté corporelle, le nettoyage et l'entretien des vêtements trouvent à leur réalisation des obstacles insurmontables pendant le séjour aux tranchées et, plus encore, en période d'opérations. Raison de plus pour que l'homme procède à tous ces soins dès qu'il revient au repos. Une organisation judicieuse du cantonnement doit lui en fournir les moyens (douches et lavabos, lavoirs, séchoirs, etc...).

Par malpropreté innée ou par insouciance, le soldat méconnaît l'importance de ces pratiques d'hygiène individuelle élémentaire. Aussi doit-on, sans se lasser, les lui rappeler à toute occasion et, au besoin, les lui imposer.

PROPRETÉ DU CORPS ET DES EFFETS. — Trop souvent la *toilette journalière* se borne au nettoyage sommaire, une fois par jour, des mains et de la figure. C'est évidemment insuffisant. Les pieds doivent être tenus très propres ; les régions périnéales et interfessières, qui s'échauffent à la marche, lavées à l'eau froide chaque jour ; les cheveux coupés à ras pour permettre le savonnage complet de la tête : on évite ainsi les poux de tête et, en cas de blessure du crâne, la souillure de la plaie par la pénétration des cheveux (Circ. 7.225/DA du 1er juin 1915).

La bouche et les dents seront frottées, à défaut de brosse, avec un coin de la serviette imprégnée de savon, et rincées ensuite.

La propreté des mains doit être assurée par un nouveau lavage avant chaque repas ; elle sera particulièrement exigée des cuisiniers.

Tous les huit jours, au retour des tranchées, une douche par aspersion sera donnée aux hommes. Rien n'est plus facile, en période de stationnement, que d'organiser, auprès d'un point d'eau, une installation de fortune : il suffit de le vouloir (Voir p. 34).

La propreté corporelle exige évidemment comme corollaire celle du linge et des vêtements, d'où la nécessité, pour le commandement, de prévoir aussi, dans les cantonnements de repos, des lavoirs et des séchoirs.

En facilitant aux hommes le nettoyage de leurs effets, on leur enlèvera tout prétexte et toute excuse à ce gaspillage éhonté d'effets neufs qu'ils portent une seule fois et jettent au rebut pour s'éviter la peine d'un savonnage.

Dans diverses armées, et sur l'invitation du Général en chef (Note du 27 décembre 1915), le problème de la propreté du linge de corps des hommes maintenus en première ligne a été résolu au mieux par le simple échange des effets sales contre des effets propres, blanchis à l'arrière.

En ce qui concerne la manière de se vêtir, on encouragera le port des chemises ou gilets de flanelle et des caleçons. On recommandera que la ceinture de flanelle soit enroulée, mais non serrée, sur la peau du ventre ; c'est un préservatif d'efficacité reconnue contre les troubles digestifs, la diarrhée, si souvent occasionnés ou aggravés par le refroidissement du ventre. La note 685/DA du 10 août 1915 a prescrit l'usage exclusif de ceintures de laine et de flanelle longues de 4 mètres environ en substitution aux anciennes ceintures à bretelles.

Les bandes molletières, vivement accusées de compromettre la circulation des membres inférieurs et de favoriser les gelures des pieds, seront appliquées comme des bandes à pansement et ajustées, mais non serrées.

« Le pantalon doit être plié par un seul pli au bas de la jambe, continuant par son bord inférieur le bord supérieur de la chaussure. Les derniers tours de lacets de ces dernières doivent être lâches et ne doivent pas entourer la chaussure ni surtout porter sur la jambe. L'enroulement des bandes molletières doit commencer juste au-dessus de la saillie des malléoles, et les deux premiers tours doivent se superposer exactement en conservant les bords bien horizontaux et parallèles ; ce n'est qu'après avoir fait ces deux tours qui peuvent être serrés, si le pantalon est bien plié et la chaussure large, que l'on doit commencer à donner du biais aux bandes. Il faut alors, la jambe étant en flexion, serrer juste assez pour que la bande soit sentie par le mollet et faire trois renversés se superposant à la face externe de la jambe.

Il faut conserver assez de bande pour terminer en faisant au moins deux tours et demi se recouvrant bien parallèlement et bien horizontalement, de façon que le bord supérieur soit à deux travers de doigt du creux poplité. Le lien terminal de la bande molletière est ensuite enroulé au milieu de ces derniers tours de bande, en serrant sans aucune force, et arrêté en passant plusieurs fois le bout au-dessous de l'ensemble des tours du lien.

Une bande molletière bien appliquée doit, pour ainsi dire, ne pas être sentie, ni serrer davantage la jambe en un point qu'en un autre, de cette façon elle ne déterminera aucune constriction. Un pantalon épais est préférable ; s'il est léger une paire de bas doit être portée en même temps. »

Sous ces conditions, d'application correcte, les bandes molletières méritent les éloges que leur décerne CHARCOT (*Presse Médicale*, 25 mars 1915).

On a dit ailleurs les particularités que devait offrir le vêtement pour défendre efficacement contre le froid (V. froid, bivouac) et en particulier le parti qu'on devait tirer des corps isolants : journaux, paille tressée placés sous les vêtements, dans la chaussure, autour des jambes, etc..., nous n'y reviendrons pas. « Le port des vêtements caoutchoutés est autorisé dans les tranchées, à la condition qu'ils soient de couleur bleue ou kaki, suivant la couleur des uniformes. » (Circ. 12.616 du G. Q. G., 22 janv. 1916.)

HYGIÈNE DES PIEDS ET DE LA CHAUSSURE. — Trop souvent le fantassin néglige les soins de cet ordre. Il importe de les lui rappeler pour qu'il ne puisse arguer de son ignorance comme excuse quand, par sa faute, il se rend indisponible.

Pour les *marches*, porter des chaussures souples, déjà brisées, bien graissées ; fixer le brodequin en serrant les lacets au-dessus du cou-de-pied, mais jamais au-dessus de l'empeigne.

Il est d'une bonne pratique, pour soutenir la voûte plantaire et prévenir la fatigue, de disposer sous la chaussure une courroie de cuir « en étrier ». Le milieu se place transversalement sous la semelle, en avant du talon, et les deux extrémités après croisement au-devant du cou-de-pied, enserrent en boucle le bas de la jambe au-dessus des chevilles.

Pour éviter les troubles de circulation, l'œdème des pieds, etc., que causent fréquemment le *stationnement debout*, *la position accroupie ou même assise, longtemps prolongée,* comme, par exemple, pendant les transports stratégiques en chemin de fer, délacer les souliers de temps à autre.

Pour prévenir les *accidents des pieds gelés* pendant le séjour dans la boue froide des tranchées, porter des *chaussures très larges* (d'au moins deux numéros au-dessus de la pointure habituelle) garnies de semelles de liège, de paille, ou de papier, et rendues imperméables par un graissage soigneux, fréquemment renouvelé ; se déchausser chaque jour quelques instants et se graisser les pieds (Voir p. 131).

Entretien de la chaussure. — Le graissage des chaussures a le double avantage d'assouplir le cuir et de le rendre imperméable à l'eau.

Diverses graisses peuvent être utilisées : par exemple, pour les chaussures fines, un mélange fait à chaud, de vaseline et de lanoline anhydre, à parties égales ; pour les brodequins de marche on usera du mélange : suif, huile de pied de bœuf, graisse de bœuf à parties égales ; ou bien du mélange suif, huile de foie de morue ; ou encore de suintine. (On se procure, au besoin, sur place la plupart de ces substances : le suif et la graisse de bœuf seront retirés des déchets de cuisine et fondus ; les centres d'abats livreront l'huile de pied de bœuf ; ces pieds, préalablement décrottés et nettoyés, sont soumis à l'ébullition prolongée ; on décante l'huile qui surnage et on la filtre à chaud sur une toile).

Quelle que soit la graisse employée, il importe, que lors de la première application, les chaussures soient bien décrottées, nettoyées et parfaitement sèches. On fera pénétrer la graisse en massant le cuir avec le pouce, ou si elles sont très dures, avec un morceau de bois. L'exposition au soleil ou à une douce chaleur, facilite cette imprégnation. On aura soin de garnir de graisse la rainure comprise entre la semelle et l'empeigne.

L'opération sera renouvelée au moins deux fois par semaine.

Les chaussures mouillées ne doivent pas être exposées au feu, ce qui les raccornirait ; les enlever, les décrotter, les graisser, les bourrer de foin et les laisser sécher dans une pièce, loin du foyer.

Chaussettes et chaussettes russes. — L'utilité des chaussettes pendant la marche, est fort discutée. Salle les déconseille, les accusant d'être une cause de froissement et de compression des pieds. Certains adoptent de préférence la chaussette russe, morceau de linge losangique, enduit de graisse de chandelle ou d'huile : pour l'appliquer correctement on l'étend à terre, on pose le pied au centre, dans le sens de la diagonale, on replie l'angle antérieur sur les orteils, ensuite un des angles latéraux, puis l'autre; on maintient le tout de l'index et l'on se chausse ; l'angle postérieur, de lui-même, engaîne le talon. Que l'on adopte la chaussette ou la chaussette russe, ou que les pieds restent nus dans la chaussure, il faut, en tout cas, les graisser avant la marche, les nettoyer et les essuyer après, sans les laver à l'eau froide. Comme graisse on utilisera la suintine, la graisse formolée à 1 %, le philopode, etc.

Soins des pieds. — Le soldat doit savoir panser lui-même les accidents légers des marches.

Dès qu'une partie commence à être pressée douloureusement, se déchausser, graisser largement la partie lésée (et celle correspondante de la chaussure) ; au besoin, l'entourer d'un linge imbibé d'eau blanche, ou mieux encore, appliquer sur elle une rondelle d'amadou gommé.

Les *ampoules* seront traversées d'une aiguille ou fendues pour évacuer la sérosité ; on se gardera d'enlever l'épiderme ou de laisser un fil en guise de drain. On graissera et on appliquera sur la région un linge bien tendu, fixé au collodion ou une rondelle d'amadou.

Les meurtrissures, ampoules, excoriations, seront, d'ailleurs, prévenues chez les sujets qui se plaignent de pieds tendres et chez qui l'*hyperhydrose* facilite la production de ces petits accidents de la marche par le badigeonnage renouvelé plusieurs jours de suite de la plante et des orteils avec la solution commerciale de formol étendue à 10 %.

On se débarrassera, au moins temporairement, des *cors et durillons*, en ramollissant l'épiderme par un bain et en enlevant, par grattage, les lamelles épidermiques sans intéresser le derme ; ou bien en étendant sur le cor, matin et soir, à l'aide d'un pinceau, du collodion salicylé (collodion 15 gr., acide salicylique 1 gr.). Au bout de 4 à 5 jours de ce traite ment il s'est formé une pellicule qui, lorsqu'on l'enlève, entraîne le cor.

Pour guérir les *durillons plantaires*, on introduit dans la chaussure une semelle de liège où on a préalablement découpé avec soin, un trou qui corresponde exactement aux dimensions et à la place du durillon : celui-ci, soustrait désormais aux pressions de la chaussure, cesse d'être douloureux et disparaît peu à peu. C'est du même principe que relève le traitement des cors et œils-de-perdrix, par l'application, à leur pourtour, d'une petite couronne d'étoffe, ou d'ouate ou d'amadou.

Quant à l'*ongle incarné*, on se trouvera bien d'insérer entre l'ongle et le bourrelet de chair, de petits bourdonnets d'ouate imbibés de perchlorure de fer. Ce traitement, le plus souvent, amène la guérison de l'ongle incarné, même ulcéré, sans qu'il soit besoin de recourir à une opération.

Par la visite fréquente des pieds, surtout en période de marche, le commandant de l'unité, assisté au besoin du médecin, s'assurera que tous ces petits soins sont bien connus des hommes et régulièrement appliqués. Le nombre des traînards et des éclopés s'en trouvera singulièrement réduit.

INHUMATIONS

La pratique des inhumations est à envisager dans des conditions distinctes suivant que le terrain est évacué par l'adversaire ou encore disputé par lui.

I. — En terrain évacué par l'ennemi.

(Notice N° 9 S. S. C.)

C'est à l'armée maîtresse du champ de bataille — et en particulier au Service de Santé de l'arrière — qu'incombe le devoir de faire enterrer les morts.

Actes préliminaires. — Les médecins militaires constatent la réalité du décès (1) ; les officiers d'admiministration des

(1) Signes de la mort. — Ce sont :

L'arrêt des mouvements du cœur et de la respiration, le regard fixe, terne, la cornée trouble, la pupille immobile et dilatée, la température inférieure à la normale.

En cas de doute on recherchera :

Le signe de Carrière : Chez le vivant une lumière placée derrière la main colore les bords des doigts en rouge rose ; chez le mort la main se comporte comme un corps opaque.

Le signe de Magnus : Le doigt entouré à sa base d'un fil résistant et serré se tuméfie chez le vivant et devient violacé, il ne présente aucun changement chez le mort.

Le signe d'Icard : L'injection sous-cutanée de 8 à 10 cm³ de la solution suivante :

Fluorescine	20 gr.
Carbonate de soude..............................	30 —
Eau distillée q. s. pour...........................	100 cm³

détermine, pour peu que la circulation persiste, une coloration jaunâtre de la peau et des muqueuses (conjonctive, sub-linguale) et une coloration verdâtre des milieux oculaires.

Le signe d'Halluin : L'instillation dans un œil (l'autre servant de témoin) de quelques gouttes d'éther provoque chez le vivant une rubéfaction de la conjonctive qui manque chez le sujet mort. L'excitation ainsi déterminée, est susceptible de triompher d'une syncope respiratoire (réflexe oculo-respiratoire de Chevrottier).

La rigidité cadavérique, la putréfaction, sont évidemment des signes irrécusables mais plutôt tardifs. Cependant, la production d'acide sulfhydrique, révélée par le noircissement de papier à l'acétate de plomb introduit dans une narine, est une preuve précoce et sûre de la mort (Icard).

formations sanitaires, avec la coopération éventuelle des maires et officiers de l'état civil, établissent l'identité des décédés d'après la plaque, le livret individuel ou, à défaut, les papiers personnels trouvés sur les corps, et dressent les actes de l'état civil.

Les expéditions des actes et procès-verbaux sont adressés au Ministre de la Guerre, Service intérieur, Bureau des Archives (Circ. n° 182/DA du 26 octobre 1914).

Pour assurer l'identification des morts et préciser le lieu de leur inhumation, l'nstruction du G. Q. G. en date du 19 juillet 1915 a prescrit la tenue, en triple expédition, d'un *Carnet du Champ de Bataille.* L'officier de l'état civil inscrit en face de chaque numéro, dans les colonnes prévues pour ces mentions, les indications relatives : à l'identité de chaque cadavre, aux pièces de succession trouvées sur lui, au lieu de son inhumation. Une plaque métallique portant le même numéro que le carnet est jointe à l'une des plaques d'identité et toutes deux sont fixées sur la poitrine du décédé à l'aide d'un fil métallique passé autour du cou.

L'une des expéditions du carnet est adressée (avec l'autre plaque d'identité et le livret matricule) au Ministre de la Guerre, Bureau de Comptabilité et de Renseignements ; la seconde expédition est laissée aux maires ; la dernière sert de souche et appuie les registres de l'état civil et les registres de succession.

Technique des inhumations

On recherche un emplacement convenable, à proximité de l'endroit où les soldats sont tombés. On ne doit pas enterrer les morts à proximité des fermes et des formations sanitaires, des routes, des rivières, des sources et des chutes d'eau, ni dans les endroits qui risquent, à un moment donné, d'être inondés, ni dans les lieux habités (Circ. 7.878/S du 5 juin 1915). Un terrain siliceux ou calcaire, sec, perméable, légèrement incliné, dépourvu d'arbres, sera choisi de préférence.

Pour ne pas étendre sans nécessité la surface du terrain à consacrer aux sépultures, on établit, sauf pour les officiers, des fosses communes.

Ce sont des corvées d'habitants, les troupes d'étapes, qui

auront charge de les creuser. Le parc du génie d'armée ou de corps d'armée fournira les outils.

On compte que huit heures de travail sont nécessaires à un homme pour inhumer un corps. Autrement dit un travailleur enterre un cadavre par jour.

L'organisation de la fosse doit satisfaire aux deux principes suivants (Le Goïc) : faciliter l'accès de l'air et permettre l'écoulement des eaux. L'action des insectes destructeurs de cadavres est à cette double condition. Pour le même motif on condamne l'emploi des antiseptiques sur les corps même.

Sauf ordre contraire, les fosses ne contiennent *qu'une seule rangée de cadavres* ; elles ont 1 m. 60 de profondeur. Lorsque le nombre de cadavres est élevé, on creuse des fosses pouvant contenir 100 cadavres au maximum. Les fosses de 100 cadavres ont 30 mètres de longueur, 3 m. 40 à 3 m. 50 de largeur et 1 m. 60 de profondeur.

En vue du drainage et du collectionnement des eaux, le fond de l'excavation, à son pourtour, sera creusé d'un petit fossé de 30 cm. de profondeur, relié par canal en pente avec un puits perdu souterrain, établi à quelque distance. Fossé, aqueduc et puits seront garnis de branchages, de cailloux, de sable, matériaux qui laissent passer l'eau.

Les cadavres, dépouillés de leurs vêtements, à moins qu'un état de putréfaction avancée ne s'y oppose, sont disposés de chaque côté de la fosse, les pieds au milieu, dans l'ordre des numéros du *Carnet du Champ de Bataille.*

A leur hauteur, on établit, latéralement à la fosse, un canal qui aboutit à une sorte de cheminée émergeant à la surface du sol. Ce dispositif assure l'issue des gaz de la fosse : il convient d'y entretenir pendant quelques jours un grand feu, sinon il faut le remplir de charbon de bois. Enfin, sur les cadavres on place quelques branchages, puis une partie des vêtements, puis du charbon, de la tourbe, des scories, enfin de la terre de déblai sur une épaisseur de 1 m. 50 à 2 mètres, formant un tertre en dos d'âne et débordant largement l'emplacement de la fosse.

Ce tertre, une fois tassé, sera ensemencé d'avoine ou de luzerne. La proscription des antiseptiques sur les cadavres, pour éviter de tuer les larves nécrophages, ne concerne pas les canaux de drainage, ni les puits perdus, ni le fond même de la fosse, où on peut déposer de la chaux vive, du sulfate de cuivre, etc...

Suivant les instructions du Ministre de la Guerre (Circ. 11.282, 2/7 du 6 déc. 1914, circ. 4.367/S du 29 mars 1915), la tombe des soldats musulmans doit être creusée en orientation sud-ouest, nord-est. Le corps, placé dans un linceul, jamais dans un cercueil, sera couché sur le côté droit, la tête dans la direction nord-ouest, de manière que le visage soit tourné vers La Mecque. Comme le corps ne doit pas être recouvert directement par la terre, il sera reçu dans une petite excavation latérale ménagée au fond de la fosse. Cette tombe sera marquée de deux stèles en pierre ou en bois ; l'une au-dessus de l'endroit où repose la tête, doit porter une inscription arabe facile à copier, et le nom du défunt, en français ; l'autre, sans inscription, répond à l'emplacement des pieds (fig. 51).

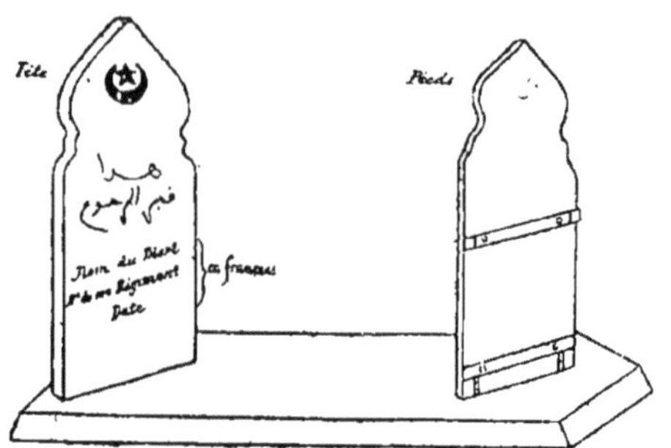

Fig. 50. — Stèles pour tombe de Musulman.

Sur les tombes des soldats israélites on inscrira les deux lettres hébraïques qui se trouvent habituellement sur les pierres tumulaires (fig. 52).

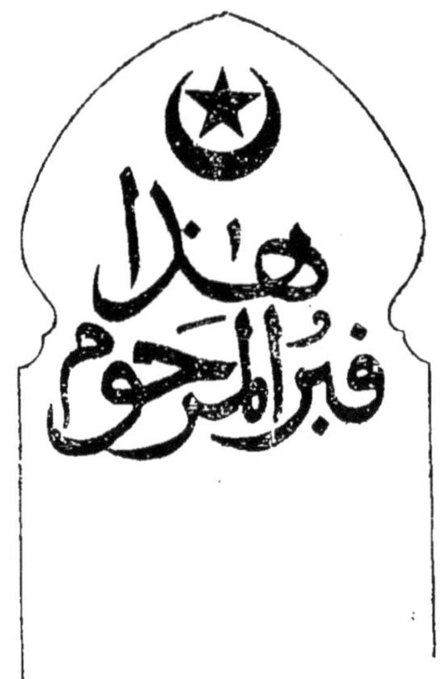

Fig. 51. — Inscription pour tombe de Musulman.

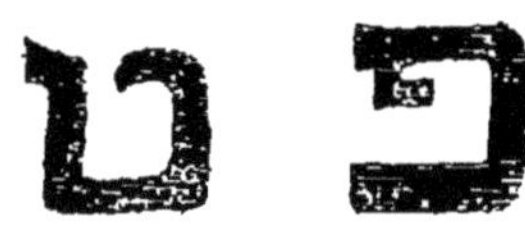

Fig. 52. — Inscription pour tombe d'Israélite.

Repérage des tombes

Pour fournir tous les renseignements sur l'identité des militaires inhumés et faciliter les recherches ultérieures des familles, il a été prescrit que l'emplacement des tombes soit autant que possible repéré et respecté (Circ. 1.913/DA du 9 novembre 1914. Circ. 9.865/DA du 22 février. Circ. 7.319/DA du 3 juin 1915). A cet effet, dans chaque commune il doit être dressé : 1° une liste des militaires inhumés sur le terrain de la commune à la date du 1er juin 1915 ; 2° un calque dressé d'après le cadastre, permettant de retrouver sur le terrain les diverses tombes ; 3° un croquis sommaire indiquant les emplacements des sépultures dans les cimetières. Le double de ces documents est déposé dans chaque mairie, où on le tient à jour.

En outre, les tombes doivent être soigneusement entretenues, entourées de clôtures, munies de croix avec inscriptions indélébiles (par exemple sur plaque de zinc estampée au moyen de poinçons).

Entretien des tombes

Les circonstances n'ayant pas toujours permis de procéder avec tout le soin désirable aux inhumations faites au cours de l'action même sur le champ de bataille, il en est résulté que des cadavres, ensevelis trop superficiellement, présentaient quelques parties découvertes ou que le sol, fendillé, offrait des fissures en communication avec les fosses.

L'attention est d'ailleurs attirée sur ce point par les mouches, qui s'y abattent en grand nombre. Si l'exhumation et la réinhumation ne peuvent être pratiquées (V. p. 125) on remédiera sur place à ces ensevelissements défectueux. Dans ce but, le plus simple est de constituer, avec de la terre convenablement tassée, un tumulus d'environ 1 mètre de haut, qui surplombe et déborde largement l'emplacement de la fosse. Les bords en seront inclinés de manière à former une pyramide tronquée, et tout autour on creusera un fossé pour l'écoulement des eaux pluviales.

Les croix préexistantes portant des inscriptions seront replacées avec soin dans le même ordre.

Le personnel pour l'exécution de ces travaux de première urgence, sera fourni par le corps ou la section d'hygiène des brancardiers de corps.

II. — Sur le terrain de la lutte.

La recherche des corps et leur enlèvement, non plus sur un champ de bataille évacué, mais sur le terrain où se poursuit la lutte de tranchée, offrent des difficultés parfois insurmontables, si bien que se pose alors la question du traitement sur place des cadavres intransportables pour remédier, dans la mesure du possible, aux inconvénients de leur putréfaction à l'air libre.

A proximité des tranchées et, d'une manière plus générale, dans la zone accessible aux vues de l'ennemi, où les allées et venues sont susceptibles de déclencher le feu de l'adversaire, les opérations doivent être exécutées de nuit.

Afin d'éviter les surprises et rendre les recherches moins dangereuses et plus efficaces, l'exploration du terrain devra être confiée à des militaires le connaissant bien. Chaque unité doit donc être chargée du soin de faire relever par ses brancardiers régimentaires les cadavres qui se trouvent dans son secteur ; les corps seront transportés jusqu'à l'endroit où des corvées (fournies par le génie ou tout au moins dirigées par un de ses gradés) auront creusé des fosses.

En ce qui concerne le choix de l'emplacement de ces fosses, on se conformera aux indications de la notice 9, plus haut résumée. La constatation du décès, l'identification des cadavres, l'expédition des actes de l'état civil se poursuivront dans les conditions réglementaires.

Mais il arrive que la proximité de l'ennemi rende impossible toute tentative d'enlèvement de corps tombés à quelques mètres en avant des tranchées. Parfois aussi les obus, labourant la terre, découvrent des débris humains. Dans ces conditions, ou bien on répandra sur le cadavre du chlorure de chaux en abondance, ou, mieux encore, du sulfate ferrique (à 10 % ou même en poudre), ou bien on projettera sur lui, à l'aide d'un pulvérisateur ou d'une pompe à étrier, etc., une des solutions désinfectantes et désodorisantes suivantes :

Crésyl au 1/20;
Formol au 1/20;
Chlorure de zinc et surtout sulfate ferrique au 1/20e,

ce dernier produit jouissant d'une action antiputrescible, momifiante et larvicide remarquable.

On recommande aussi, dans le même but, le luséol au 1/5.

Malheureusement, la puissance de projection des appareils qu'on trouve dans le commerce est limitée. Elle ne dépasse pas 3 mètres pour le pulvérisateur Vermorel ; elle atteint à peine 7 à 8 mètres pour la pompe à étrier et encore le jet, intermittent, n'arrive-t-il au but que dans ses périodes de renforcement, d'où perte notable du liquide d'aspersion.

Les modèles d'extincteurs à acide carbonique sous pression n'ont guère plus de force, mais le jet qu'ils fournissent est du moins continu. Ce sont les appareils de ce type, mais construits spécialement pour fonctionner sous de très fortes pressions — et tels que le Génie en a établi des modèles, pour un autre usage — qui donneraient certainement le plus de satisfaction.

INSTALLATIONS SANITAIRES TYPES

Comme types concrets d'installation, nous envisagerons seulement :

1° La salle de pansement, telle que peut et doit la réaliser le poste de secours fixe de la guerre de position ;

2° L'ambulance, qui s'immobilise quelques heures ou s'installe définitivement pour le simple triage ou le traitement régulier des blessés ;

3° L'ambulance ou l'hôpital temporaire, qui s'organise pour recevoir et soigner des malades banals ou contagieux.

I. — Le poste de secours.

Dans l'actuelle guerre de tranchées, le poste de secours ne peut se fixer à proximité des blessés, tout en offrant une sécurité suffisante, qu'à la condition de se terrer dans un abri profond, solidement étayé, ou encore dans une cave voûtée, à l'épreuve du bombardement.

C'est dire que l'espace disponible est toujours assez exigu, d'où la nécessité d'un aménagement judicieusement ordonné. Réduit au strict nécessaire, le poste comprendra au moins deux salles en succession : *salle de pansement* et *salle des blessés* avec une *galerie d'accès* et une *sortie de secours.*

Ces locaux, dont les parois et le sol doivent être planchéiés, seront blanchis à la chaux. L'éclairage y sera réalisé par des lampes à acétylène ou à pétrole, le chauffage par un poêle ou une cheminée de briques ; ou bien, dans l'impossibilité d'établir un tuyau de dégagement, par un simple brasero.

I. — La salle de pansement offrira comme mobilier, approvisionnement et instrumentation :

1° *Le matériel pour le lavage des mains*, soit, sur une

tablette : cuvette, brosse, savon et réservoir quelconque rempli d'une solution antiseptique, de l'eau javelisée, par exemple. A côté, *une petite bouilloire sur une lampe à alcool* pour l'ébullition des instruments. Un petit tonneau de 30 à 50 litres, ou deux pots de laitier, contiendront la réserve d'eau ;

2° *La table de pansement*, réalisée extemporanément par un brancard ordinaire, recouvert d'une alèze et disposé sur un support Dujardin-Beaumetz, ou, mieux, par une table-brancard du type décrit par Soubeyran ou par Binet (Voir page 46).

Sous la table un baquet recueillera débris de pansement et liquides de lavage ;

3° Sur des étagères, ou, mieux, dans des caisses transformées en placards, seront rangés *des paquets de pansement, quelques bandes hémostatiques, la trousse d'infirmier, la boîte d'instruments N° 15, les seringues et ampoules* nécessaires à la médication hypodermique d'urgence, enfin un rouleau de toile métallique, un lot de *gouttières et de lacs*, pour l'immobilisation des fractures ;

4° En prévision du nettoyage et de la désinfection soigneuse qu'exigent, dès le premier pansement, les plaies déchiquetées et toujours souillées que réalisent les éclats d'obus, de grenade ou de torpille, le poste doit posséder le nécessaire pour le *lavage antiseptique* de ces sortes de blessures : un bock laveur flambé à l'alcool, son tube et sa canule conservés dans une solution d'oxycyanure (ou encore une seringue à hydrocèle), de l'eau oxygénée ou de l'eau de Javel au 1/50e.

Le complément logique du premier pansement de ces sortes de plaies anfractueuses et infectées serait évidemment l'injection de *sérum antitétanique*. Mais c'est là une petite opération qui peut être différée de quelques heures et que l'on effectuera plus à loisir à l'ambulance ou à l'hôpital d'évacuation, exceptionnellement dans le train sanitaire. La bonne économie du sérum s'accommoderait mal, en effet, de sa dispersion, en réserves multipliées et nécessairement réduites, dans chaque régiment ;

5° Dautre part, *l'injection sous-cutanée* ou *même intra-veineuse de sérum artificiel* peut s'imposer assez fréquemment comme une mesure d'extrême urgence que l'état du blessé, saigné à blanc, ne permet pas d'ajourner. Dans cette éventualité, tout doit être préparé en permanence pour que cette injection soit faite sans le moindre temps perdu. *Un tube de caoutchouc muni de son aiguille* peut en quelques minutes être stérilisé par ébullition, dans la gamelle même où on le conserve et adapté à une *ampoule de sérum stérilisé*, dont le poste doit posséder toujours une petite provision ;

6° Exigent aussi des soins particuliers et urgents, les sujets qui, intoxiqués par les gaz asphyxiants, offrent des signes alarmants d'œdème pulmonaire avec asphyxie et défaillance cardiaque. Il faut donc que le médecin régimentaire, prévoyant ce cas, ait, en conséquence, pourvu son poste du matériel nécessaire au traitement de ces cas spéciaux : obus et ballons d'oxygène pour l'inhalation ou l'injection sous-cutanée du gaz, instruments pour la saignée, petits paquets de poudre d'ipéca, solution d'acétate d'ammoniaque, antidote de Jeannel, enfin, indépendamment des solutions hypodermiques usuelles, une petite réserve d'eau oxygénée à trois volumes, à injecter à la dose d'un centimètre cube, au cas d'intoxication par l'acide cyanhydrique.

II. — La salle des blessés ne constitue qu'une simple salle d'attente où le blessé, pansé, ne séjourne qu'autant que le feu de l'ennemi s'oppose absolument à son évacuation sur l'ambulance. Pour la meilleure utilisation de l'espace disponible, il faut établir des supports qui permettront d'étager les brancards à la manière de l'appareil Bréchot-Desprez-Ameline.

Un abri voisin, pour le médecin et pour les infirmiers et brancardiers de garde, complète l'installation.

Pour que le transport des blessés pansés sur le relai d'ambulance s'effectue dans les meilleures conditions, on doit encore prévoir quelques dispositons élémentaires : contre le froid, constituer une petite réserve de *couvertures* et même de *cruchons ;* contre la pluie, utiliser à tout le moins une toile de tente, et, mieux, des *bâches de brancards* qui se tendent sur des armatures métalliques en arc, et forment une sorte de dôme au-dessus du blessé ; le modèle en est réglementaire et délivré par le service de l'artillerie.

Pour accélérer les évacuations du poste de secours, aux jours d'encombrement, il ne sera pas inutile de tenir en réserve quelques paires de *béquilles improvisées*. Grâce à elles des hommes atteints peu gravement de blessures en séton aux membres inférieurs pourront effectuer d'eux-mêmes le trajet jusqu'au relai le plus voisin, où s'organisent les évacuations sur roues. Or, rien n'est plus simple que de confectionner à cet effet des béquilles de fortune avec de forts bâtons emmanchés en T dans un court fragment de bois, celui-ci choisi légèrement courbé et foré sur le milieu de sa face convexe d'un trou à la tarière.

II. — L'ambulance.

L'Ambulance peut être appelée à fonctionner dans deux conditions bien différentes :

Soit près du terrain de la lutte, à la tête de ligne des autos sanitaires, comme *poste de secours à grand rendement et organe régulateur des évacuations*. Son rôle se borne alors au triage des blessés, à la vérification des pansements et des appareils d'immmobilisation, à la pratique des opérations d'extrême urgence ;

Soit à une distance suffisante en arrière des lignes, par exemple au voisinage de la zone « avant » des étapes, *comme formation immobilisée réalisant, dans le calme et la sécurité, son œuvre chirurgicale.*

L'AMBULANCE, POSTE DE SECOURS DIVISIONNAIRE.

L'ambulance, pour remplir au mieux son rôle de transit et de triage, doit s'installer au confluent des voies qui desservent le secteur où l'action se déroule, afin de recueillir — en outre des blessés qui lui sont apportés par le G. B. D.— ceux qui, pouvant se déplacer par leurs propres moyens, ont brûlé le poste régimentaire dans leur hâte de quitter le terrain de la lutte et suivent les grandes routes vers l'arrière. Elle utilisera, par exemple, une grande ferme, une usine, la mairie, l'église, les granges d'un village le plus souvent évacué, et au besoin dressera ses tentes Tortoises.

Elle doit prévoir, même pour une installation éphémère, un minimum de locaux nécessaires, les reconnaître, les nettoyer et les aménager rapidement.

a) *Une salle d'attente* d'abord, bien close, chauffée si possible en hiver, offrira aux arrivants une bonne litière de paille. Il est indispensable que cette salle soit pourvue de deux portes d'accès : l'une servant d'entrée, l'autre de sortie vers les salles de pansement, *de telle sorte que le flux des blessés ne soit pas susceptible de retour sur lui-même.* De cette condition dépend la régularité de fonctionnement de la formation et son bon ordre.

b) A l'extrémité « sortie » de cette salle d'attente, ou dans un local immédiatement adjacent, s'installeront côte à côte *le bureau des entrées et le poste de triage*, les deux organes fonctionnant simultanément et solidairement. Deux tables et quelques sièges sont nécessaires, l'une pour les secrétaires, l'autre pour le médecin. Cette dernière table recouverte d'un drap ou de serviettes, met à portée de la main cuvettes et solutions antiseptiques, plateau avec pinces et ciseaux, boîte de tampons aseptiques...

Chaque blessé défile à son tour devant le poste. Et tandis que trois secrétaires inscrivent simultanément (sur le registre des passages, le carnet médical, un billet d'hôpital) l'état civil et militaire du blessé que leur dicte, d'après les indications du livret ou de la plaque d'identité, un infirmier stylé, le médecin inspecte le pansement, juge s'il doit être refait, examine la blessure et dicte à son tour : 1° le diagnostic des lésions avec la *mention administrativement essentielle de leur origine ;* 2° le mode d'évacuation qui convient. Et le blessé est dirigé vers l'atelier de pansement ;

c) Dans une salle assez vaste, et de préférence dans deux pièces distinctes, auront été installés *quatre postes groupés deux à deux :* deux de *pansements simples*, car ce sont les plus nombreux, un de *pansements compliqués*, réclamant la pose d'appareils d'immobilisation, et un d'*opérations d'urgence.*

Chaque poste comporte au minimum : 1° un siège ou un brancard sur support Dujardin-Beaumetz ; 2° deux tables recouvertes de serviettes et offrant : l'une les ustensiles pour le lavage des mains ; l'autre les instruments nécessaires au rasage de la région, au débridement, à la désinfection et au lavage éventuels des plaies, le matériel de pansement — le tout disposé en des plateaux flambés. Ce matériel est réparti dans les deux paniers 7 et 8 (dont il existe un double jeu), en quantité suffisante pour deux postes accouplés ; le panier 13 fournit les sarreaux et les tabliers nécessaires ; dans les paniers 3, 4 et 5 sont respectivement les pansements petits (C), moyens (B), ou grands (A) ; dans le panier 9 les accessoires de pansements (écharpes, bandages de corps, suspensoirs, etc.).

Le poste des pansements compliqués ou qui exigent la pose d'appareils, comportera en outre les rouleaux de toile métallique et le ballot N° 1 de gouttières ; le panier N° 9 fournira les lacs nécessaires.

Quant au poste des opérations on l'installera, si possible, dans une pièce distincte, soigneusement nettoyée, débarrassée de tout ameublement encombrant ou dangereux et, mieux encore, tendue de draps ; on y disposera le même matériel, puisé dans le deuxième jeu de paniers 7 et 8 (chargement B), ainsi que les boîtes d'instruments (des paniers 10 et 10 *bis*), nécessaires aux opérations d'extrême urgence qui, seules, peuvent être ici tentées : ligatures artérielles et hémostase (boîtes 1 et 5), régularisation d'une amputation aux trois quarts réalisée par le traumatisme lui-même, trachéotomie (boîte 10), mise en place d'une sonde à demeure (boîte 12).

Souvent une injection hypodermique d'un stimulant diffusible, toujours une injection de sérum antitétanique (Circ. 151/S du 4 nov. 1914, 14.910 C/7 du 17 nov. 1914, 5.099/S du 15 avril 1915, 7.627/S du 1er juin 1915), sera le complément du pansement : le nécessaire (ampoules, seringues et aiguilles, petite bouilloire), aura été disposé à part, sur une table et on complétera le billet d'hôpital de la mention des interventions ou injections effectuées : l'origine du sérum antitétanique sera indiquée par un A s'il est américain, par un B s'il provient de l'Institut Pasteur (Note 9.240/S du 15 nov. 1915).

Se souvenir, lorsque la chemise du blessé est imprégnée de sang, que le panier N° 14 (et au besoin les sacs des intéressés eux-mêmes), en offrent quelques-unes de rechange.

d) Les blessés, pansés et réhabillés, attendent leur départ groupés par catégories dans des salles distinctes, suivant qu'ils doivent être évacués à pied, assis ou couchés.

On aura donc dû prévoir, pour répondre à cette nécessité, trois pièces séparées assez vastes et qu'on aura tenté d'aménager au mieux (bancs fournis par l'école, l'église, ou improvisés avec des planches sur des chaises, litières de paille).

De plus il aura fallu réserver une chambre spéciale pour les mourants et un dépôt mortuaire.

Ce n'est pas tout : dans une cuisine ou sur un fourneau improvisé, en plein air, seront préparés des boissons chaudes et stimulantes, du bouillon, des aliments, réconfort indispensable, que le blessé accepte avidement, en homme qui combat et jeûne parfois depuis plusieurs jours.

En somme, tout le secret du fonctionnement régulier d'une ambulance de triage et de transit, en dépit du nombre considérable de blessés — des centaines — qu'elle reçoit parfois en quelques heures, réside :

1° *Dans un choix et une affectation des locaux qui obligent le flux des entrants à suivre une direction déterminée, sans retour sur lui-même ;*

2° *Dans l'éducation préalable du personnel* et l'attribution à chacun du rôle où il est propre ;

3° *Dans l'organisation d'un régime d'évacuation rapide par automobiles*, qui assure, sans délai, le transport des blessés d'une formation encombrée, inconfortabe, exposée, vers le centre chirurgical stable où les interventions peuvent être poursuivies en toute sécurité.

L'ambulance, poste de secours divisionnaire, doit donc être, à l'occasion, une formation « volante » aussi prompte à s'installer qu'à se déplacer, suivant les exigences de l'action et le mouvement des troupes engagées. Pour satisfaire à cette nécessité de plier rapidement bagages, que la guerre de mouvement imposait si souvent et si impérieusement au début de la campagne, on se trouvera bien d'adopter, à l'exemple de l'ambulance 1/67, les deux mesures suivantes :

1° Délimiter sur les parois des fourgons, d'un trait de peinture, l'emplacement réservé à chaque panier (suivant les indications de la notice n° 2 du Service de Santé en campagne) et inscrire dans l'intérieur de la figure ainsi tracée le numéro de ce panier ;

2° Encadrer le numéro des paniers d'un même chargement d'un trait de couleur déterminée et différente pour chaque chargement.

Grâce à ce petit artifice, le triage des caisses, paniers et ballots et leur arrimage dans leurs fourgons respectifs se trouve singulièrement facilité et accéléré, en même temps qu'automatiquement contrôlé. (A. Tournade.)

L'AMBULANCE CHIRURGICALE IMMOBILISÉE

(SENCERT et SIEUR. *Arch. de Méd. et de Pharm. Militaires*, N° 4, oct. 1915.
M. BARTHÉLEMY. *Paris Méd.*, N° 28-29, 27 nov. 1915).

L'ambulance chirurgicale qui s'immobilise et réalise ainsi l'*Hôpital de Campagne* de l'ancien règlement doit prévoir et aménager tous les organes nécessaires à un fonctionnement régulier : bureau des entrées, salle de réception et de nettoyage des arrivants, salle de pansements, et d'opérations, salle des blessés, réfectoire, dépôt mortuaire et locaux annexes divers : pharmacie, cuisine et dépense, vestiaire et buanderie, fours crématoires, fosses d'aisance... On le voit, c'est tout un programme d'installation que la stabilité de la formation permet de réaliser par approximations successives.

Seuls, les organes essentiels et caractéristiques retiendront ici notre attention.

1° D'abord la *salle de déshabillage et de nettoyage* (et, à l'occasion, d'épouillage) des entrants nous paraît être d'une nécessité indiscutable et comme *l'antichambre obligatoire de toute formation sanitaire*. Quand on sait en quel état lamentable le blessé arrive en général de la tranchée ou du champ de bataille, avec ses vêtements incrustés de boue, ses cheveux et sa barbe hirsutes, son linge plus que douteux et si souvent infesté de parasites, il devient évident que — sauf le cas d'urgence absolue — avant de l'introduire dans les salles de pansement ou d'opérations ou même dans les salles communes, le premier soin doit être de le tondre, de le laver et le changer de linge de corps. La pièce réservée à ces soins préliminaires d'hygiène, bien éclairée, soigneusement chauffée, sera pourvue d'une baignoire ou, plus simplement, d'un brancard pour ablutions (Voir page 163), permettant de doucher avec un simple arrosoir et de savonner le sujet tout étendu ; on y trouvera également les instruments de coiffeur, les lotions antiparasitaires nécessaires.

2° *La salle d'opérations* exige un local parfaitement éclairé, le jour, par de vastes fenêtres ; la nuit, par l'électricité ou des lampes à acétylène. Il faut aussi que l'entrée permette un accès facile au brancard.

Avant tout, la pièce sera débarrassée de ses meubles et rideaux.

Le sol, à moins qu'il ne soit carrelé (ancienne salle à manger, cuisine) sera recouvert de linoléum ; les parois nettoyées, suivant le cas, par un simple blanchiment ou l'application de ripolin ; ou bien encore des draps tendus constitueront une sorte de cellule opératoire de dimensions voulues. Le plus souvent c'est au moyen d'un poêle qu'on assurera le chauffage.

Le mobilier, réduit au strict nécessaire, comprendra : la table d'opérations réglementaire, une table ripolinée pour les plateaux d'instruments, une autre pour le matériel de pansement. Dans un angle de la pièce on installera un lavabo contenant l'eau bouillie, et sur une table des solutions antiseptiques, des cuvettes, des brosses, du savon, tout le nécessaire au lavage des mains.

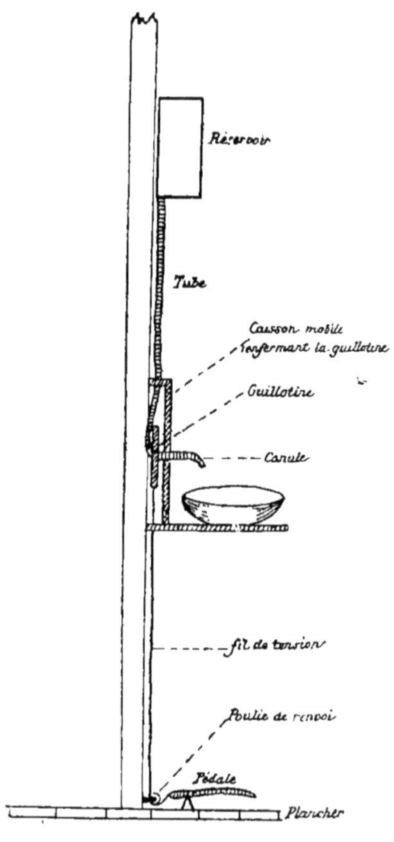

Fig. 53. — Lavabo à pédale (BENET).

Enfin, dans une petite pièce à côté, on aura disposé l'arsenal chirurgical dans ses boîtes nickelées et les appareils de stérilisation. L'approvisionnement réglementaire de l'ambulance ne comporte pas d'autoclave ni de Poupinel, pas plus que des gants en caoutchouc, mais il suffit de les demander pour les obtenir.

De cette énumération d'objets, le lavabo nous paraît mériter quelques détails :

Voici celui décrit par SOUBEYRAN (*Journal des Praticiens*, n° 42, 16 octobre 1915) : Sur une étagère fixée au mur, à 1 m. 20 environ de hauteur, repose une marmite à eau bouillie ou une lessiveuse de 20 à 30 litres, munie inférieurement d'un solide robinet en cuivre. Ce récipient une fois rempli est fermé à l'aide d'un fil de fer pour que personne n'y touche et on le met à bouillir trois quarts d'heure, puis on le transporte sur l'étagère ; au-dessous du robinet se trouve une table ordinaire avec cuvette. Pour régler soi-même le débit de l'eau, on adapte une tige rigide à la barrette horizontale du robinet, par exemple un morceau de bois cylindrique évidé à l'une de ses extrémités, ou, mieux, un gros fil de cuivre doublé en anse ovoïde, de telle sorte qu'on manœuvre le robinet à sa convenance avec le coude.

On peut encore très facilement construire un lavabo à pédale qui s'ouvre et se ferme à volonté par une simple pression du pied. Le principe, très simple, consiste à munir

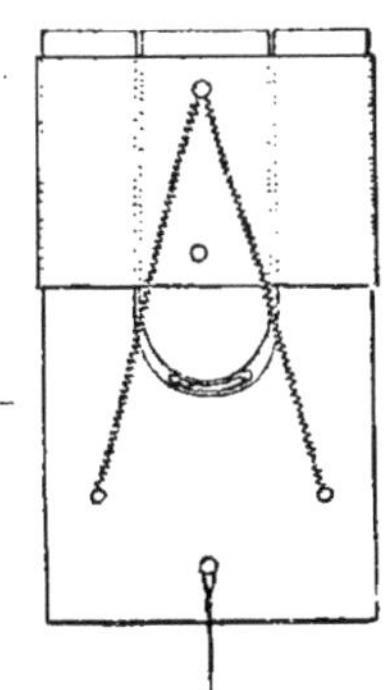

Fig. 54. — Lavabo à pédale : la guillotine fermée.

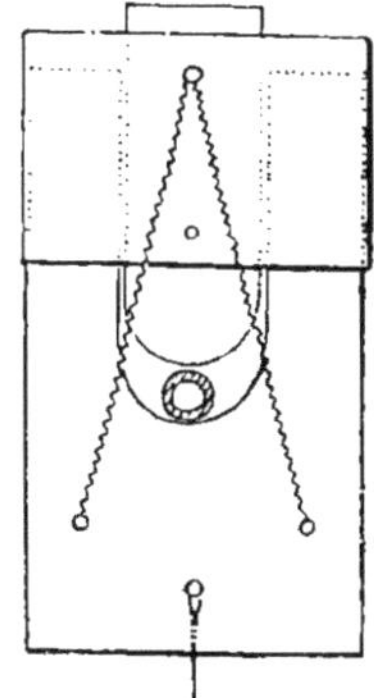

Fig. 54 bis. — Lavabo à pédale : la guillotine ouverte.

le récipient d'un tube d'écoulement dont un segment de quelques centimètres soit en caoutchouc. Le tube, à ce niveau, est pincé dans un dispositif en guillotine fait de deux pièces de bois : l'une fixe, l'autre mobile, qu'un lien élastique rapproche normalement ; mais il suffit d'une traction exercée sur la pièce mobile par l'intermédiaire d'un fil métallique et d'une pédale, pour que les bords de la guillotine s'écartent et rendent provisoirement au tube d'écoulement sa perméabilité (Modèle Benet).

Citons aussi, comme appareil de stérilisation ingénieux et pratique, facile à improviser et susceptible de rendre des services, celui de Gross et Barthélemy (*Paris Méd.*, 27 nov. 1915, p. 499) Un ferblantier a vite fait de transformer une grande boîte métallique à biscuit en une étuve à trioxyméthylène. Pour ce faire, la boîte est dressée sur le côté et pourvue de quatre pieds de 0,15 environ. A l'intérieur, sur ses faces latérales droite et gauche, on soude deux ou trois paires de glissières bien horizontales et espacées en hauteur de 6 à 8 centimètres : elles supporteront des plaques de tôle percées de trous ; c'est sur ces petites étagères qu'on disposera les objets à stériliser, instruments, gants, fil de lin, drains, compresses. Pour la mise en marche, on répand de la poudre de trioxyméthylène sur le fond, que l'on chauffe avec la flamme d'une lampe à alcool ou d'une simple bougie promenée à quelques centimètres de distance, de façon que la température intérieure atteigne 45° environ pendant une demi-heure. La main doit supporter l'échauffement obtenu, sinon on interrompt momentanément le chauffage.

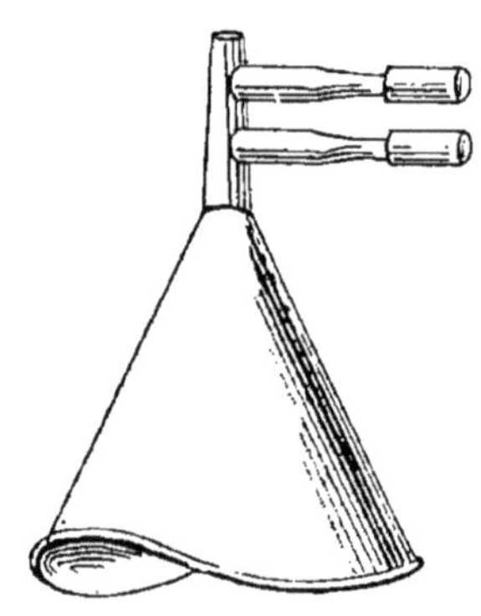

Fig. 55. — Masque improvisé pour l'anesthésie au chloréthyle : premières modifications de l'entonnoir.

Il faut avoir eu soin de ne pas tasser les objets à stériliser, en particulier les compresses, pour ne pas entraver la libre circulation des vapeurs désinfectantes.

Terminons la liste des appareils qui trouvent leur place ou leur utilisation à la salle d'opérations par la description d'un masque de fortune pour l'anesthésie au chlorure d'éthyle.

On se procure un entonnoir en fer blanc, dont on aplatit le pourtour de manière à le rendre ovale et lui permettre de recouvrir exactement la bouche et le nez du patient ; sur le tuyau on perce deux orifices circulaires superposés, qui reçoivent chacun l'extrémité d'un petit tuyau métallique, par exemple une douille de cartouche vide et défoncée ; on soude, si l'on veut, le point de jonction, mais ce n'est pas indispensable. Sur chaque douille on ajuste un drain de quelques centimètres, le supérieur sert à recevoir l'extrémité effilée de l'ampoule de chloréthyle, l'inférieur permet l'introduction de l'air quand il y a lieu; il est fermé au moyen d'une pince à forcipressure. A l'extrémité du tuyau de l'entonnoir on adapte une vessie de porc desséchée et on la fixe au moyen de nombreux tours de ficelle ; le bord inférieur de l'entonnoir est recouvert et matelassé avec une compresse de gaze changée à chaque patient.

Un tel appareil, facile à fabriquer, est très économique. Il permet l'emploi du chloréthyle pour l'anesthésie générale dans les opérations de courte durée. Après deux heures de repos, les blessés moyens peuvent être évacués (ce qui accroît le rendement de l'ambulance). Le chloroforme est réservé aux grands blessés (BUAS et JACQUET, Ambulance 2/73).

3° *La salle de pansement* reproduit dans son ensemble le dispositif adopté pour la salle d'opérations, dont elle constituera, si possible, l'antichambre. Après l'avoir débarrassée de ses meubles, on aura eu soin d'en badigeonner les murs à la chaux, d'en laver le parquet à l'eau de Javel. Dans la pièce ainsi nettoyée on disposera en pleine lumière des brancards sur supports et, mieux, des brancards à planchettes mobiles (V. p. 46) ; contre le mur un lavabo improvisé, par exemple du modèle indiqué, ou sur une table recouverte d'une alèze, des cuvettes, des solutions antiseptiques, des brosses ; enfin, deux autres tables, l'une pour les matériaux de pansement, soigneusemnet protégés contre l'air et les souillures dans des boîtes métalliques, l'autre pour les instruments et la bouilloire où on les stérilisera. C'est dans des récipients disposés sous les tables de pansement et non sur le sol que seront jetés les débris de pansements.

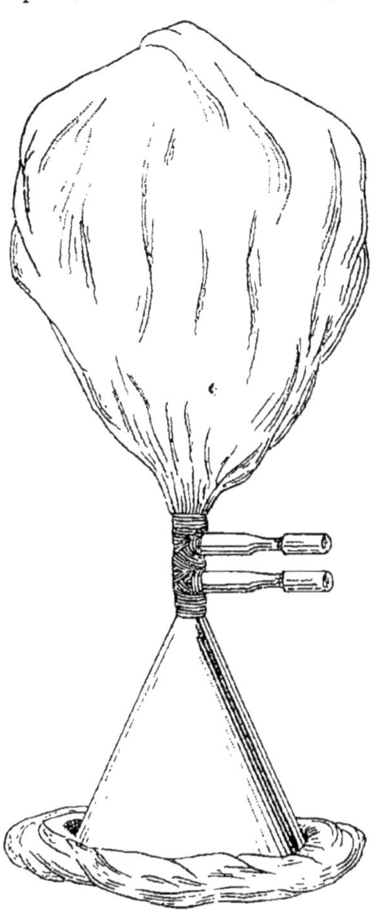

Fig. 56. — Masque pour l'anesthésie au chloréthyle, appareil terminé (BUAS et JACQUET.)

Ce sont là, en somme, des notions d'ordre élémentaire, mais non toujours appliquées, puisque le Directeur général du Service de Santé (Note 4.492/S du 2 avril 1915) a jugé nécessaire de les rappeler.

4° Quelques remarques seulement sur les *salles de blessés* : leur mise en état de propreté sera l'objet des mêmes soins que le reste de la formation.

Quand les locaux utilisés sont ceux, tapissés, d'une mai-

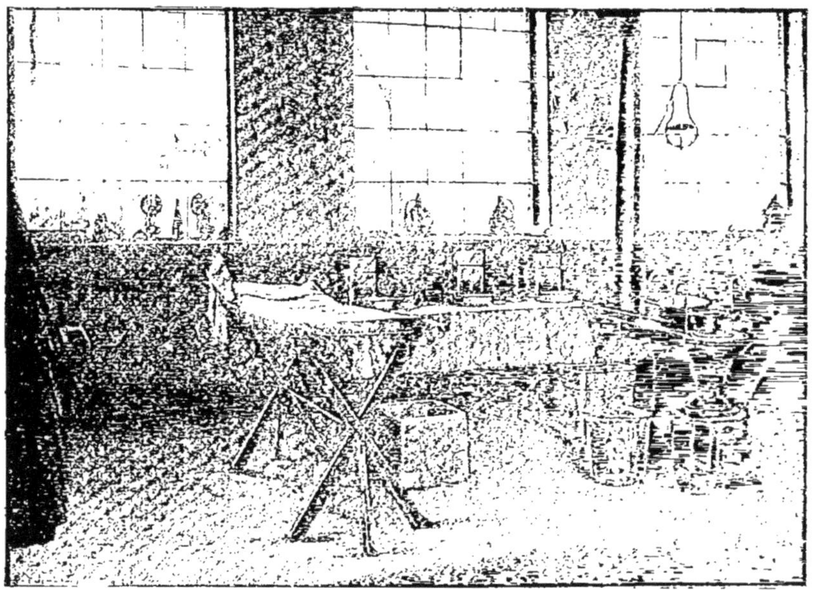

Fig. 57. — Salle de pansement.

son d'habitation, il n'est pas inutile de faire courir sur les murs, tout autour de la pièce, au-dessus des boiseries et à la hauteur de la tête du lit et de la table de nuit une bordure de toile cirée de quelque cinquante à quatre-vingts centimètres de largeur.

Les lits, si la réquisition n'a pu les procurer, seront d'un des modèles improvisés décrits ailleurs. Il faut aussi en prévoir de spéciaux, par exemple à dossier mobile, pour permettre aux blessés atteints de plaie de poitrine de se tenir assis (A. SCHWARTZ). Mais le dossier seul est insuffisant ; le sujet glisse le long de ce plan incliné à moins qu'on ne cale le bassin. On y arrive facilement en plaçant transversalement entre le cadre du lit et le matelas, à la hauteur des cuisses, une sorte de chevalet fait de deux planches clouées en angle dièdre. Le siège se trouve dès lors fixé dans l'intervalle compris entre le dossier et le chevalet. Le seul léger inconvénient de ce dispositif, imaginé à l'ambulance 1/73 par MURARD, c'est que le blessé doit être soulevé quand il veut uriner. Quant aux grands blessés, difficilement mobilisables, on les fera bénéficier des avantages

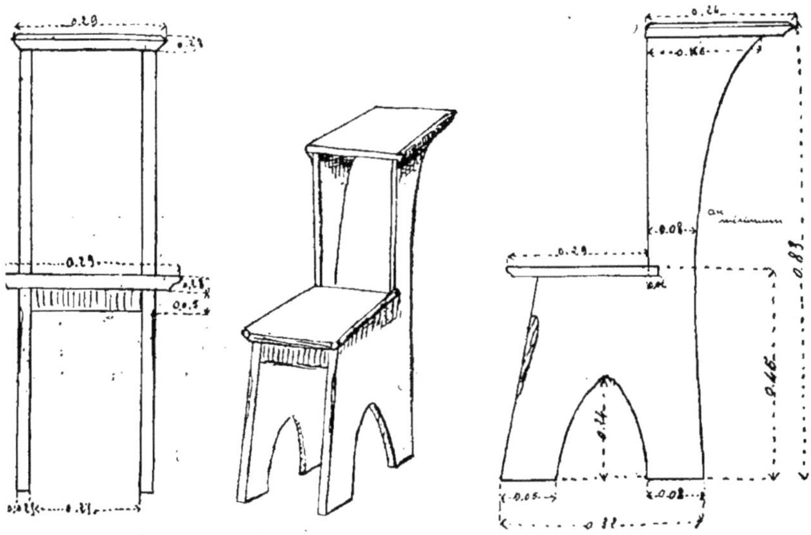

Fig. 58. — Table de nuit-banc (Hôpital Benoitevaux).

Vue de face Vue de profil.

qu'offre pour les pansements le brancard démontable de GARIPUY (Voir p. 47).

La section d'hospitalisation aura fourni : paillasses, draps et couvertures.

Comme table de nuit, suivant le cas, on utilisera de petites planchettes fixées au mur sur équerres et peintes ; ou bien des tables du modèle ci-contre, qui servent, au besoin, de siège. Une table supportant cuvettes et brocs, brosses et savon, permettra aux hommes de procéder à leur toilette journalière.

Il est d'une bonne pratique, pour la simplification du service et du dressage des aides, de réunir les mêmes catégories de blessés dans les mêmes salles.

Quant aux autres services de l'ambulance chirurgicale, ils ne présentent guère de particularités qui méritent de nous retenir.

III. — Les formations sanitaires médicales.

(A. TOURNADE. Organisation et fonctionnement de l'Hôpital N° 13. *Arch. de Méd. et de Pharm. Militaires*, nov. 1915. — PASCAUD et LAGANE. Rapport sur l'organisation des services de prophylaxie de l'Hôpital temporaire N° 36. *Rev. d'Hyg. et de Police sanitaire*, N° 4, avril 1915).

Abstraction faite des salles d'opération et de pansement, c'est une installation assez analogue à celle déjà décrite que doit organiser la formation sanitaire à destination purement médicale : en plus des salles de malades proprement dites, elle comprendra les mêmes annexes et dépendances générales : bureau des entrées, salle de réception, cuisine et dépense pharmacie, magasin du matériel, lingerie, latrines, salle d'autopsie... Mais certains organes et services prennent une importance capitale dès qu'il s'agit d'hospitaliser non plus des malades banals mais des typhoïdiques ou des contagieux. C'est donc ce dernier cas que nous envisagerons pour signaler les particularités d'aménagement qu'il exige.

L'HOPITAL TEMPORAIRE DE TYPHOIDIQUES

L'emplacement d'un tel hôpital (comme celui des contagieux proprement dits), doit être choisi : 1° *assez près du front pour éviter l'aggravation de l'état du malade et les risques de dissémination de l'affection qu'entraîne un transport à distance ; 2° assez à l'écart des cantonnements de troupes et des agglomérations civiles*. De multiples exemples ont prouvé la répugnance des populations à l'égard de ces formations et c'est affaire parfois malaisée de persuader des municipalités ignorantes que l'hygiène possède, dans l'observation de certaines règles impérieuses mais simples, des moyens sûrs de conjurer la contagion. On écartera d'ailleurs d'emblée, dans le choix des locaux, les établissements tels qu'écoles, mairies, etc..., qui abritent normalement des collectivités. Au besoin on édifiera un hôpital baraqué.

La part importante qui revient aux soins d'hygiène dans le traitement de la typhoïde, l'utilité incontestable en ce cas de la balnéothérapie, la nécessité d'une désinfection rigoureuse des excréments et plus généralement de tout ce que le malade a touché, telles sont les données qui régissent l'organisation de l'hôpital de typhoïdiques. Nous nous bornerons donc à décrire la salle des malades, les procédés permettant la balnéothérapie de fortune, quelques dispositifs facilitant le service pharmaceutique, enfin les traits essentiels du service de la désinfection.

Salle de malades

Ces salles, choisies vastes, bien éclairées et aérées, soigneusement blanchies, nettoyées et désinfectées, seront alors pourvues de lits suffisamment espacés ; (les brancards-lits avec paillasse sont ici formellement proscrits. Circ. 1.760/S du 15 janvier 1915).

Auprès de chaque malade, des tables de nuit d'un des modèles indiqués offriront à portée de la main : gobelets, pots à lait et à tisane, *verre et brosse à dents* crachoirs ; il est classique que ce dernier soit une boîte de conserve adaptée à son nouveau rôle par l'adjonction d'une anse et d'un couvercle mobile en fer blanc.

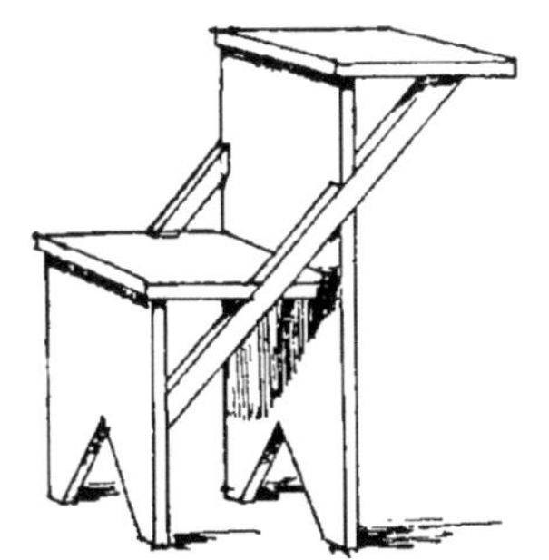

Fig. 59. — Table de nuit-banc.

Un seau hygiénique occupera un des coins de la salle. Pour éviter au sujet une position accroupie fatigante et instable, il est utile de surélever ce seau en l'encastrant par exemple dans un fauteuil du modèle ci-contre ; ainsi le malade est commodément installé et préservé de toute chute. Auprès du seau il faut qu'un vieux bidon de pétrole, ou un arrosoir, plein d'une solution crésylée à 2 % puisse toujours fournir le désinfectant pour le traitement immédiat des excréments. Le seau, vidé et nettoyé, est aussitôt garni d'un peu de solution avant de recevoir de nouvelles déjections ; ce détail a son importance, car c'est à la condition d'être immergées dès leur émission que les matières sont désodorisées (Note 1.178/S du 23 décembre 1914). Pendant que le malade est sur le siège, et pour le préserver de tout refroidissement, on lui jettera sur les épaules une chemise de molleton (cette sorte de burnous en usage dans les hôpitaux militaires) qui restera suspendue, entre temps, à un portemanteau près du seau.

D'autre part, une large table recouverte d'une toile cirée, ou d'un drap, offrira cuvettes, brocs, savon nécessaires aux soins de propreté que les malades recevront des infirmiers s'ils ne peuvent les prendre eux-mêmes.

Ce sont généralement des poêles qui assurent le chauffage, des veilleuses l'éclairage de nuit. L'aération doit être

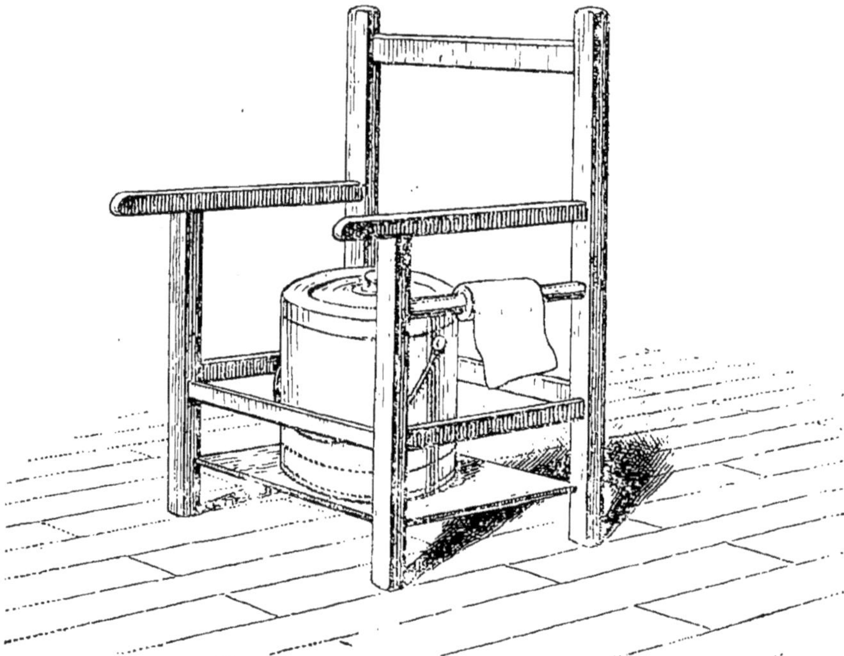

Fig. 60. — Fauteuil avec seau hygiénique

continuellement assurée, sans courant d'air, par des vasistas ouvrant sur des couloirs, par exemple.

En dehors des salles communes on aura réservé des salles d'isolement, ou tout au moins réalisé, par un cloisonnement judicieux, des box pour les malades dont le diagnostic est douteux ou dont l'état se complique d'une affection contagieuse : scarlatine, rougeole, oreillons, diphtérie. De ces diverses associations, la typho-diphtérie est particulièrement redoutable : fréquemment mortelle, elle est trop volontiers prise pour du laryngo-typhus, et la méconnaissance du vrai diagnostic fait omettre le traitement spécifique et favorise la contagion. La circulaire 3.088/S du 24 février 1915 a très minutieusement indiqué les mesures qu'il convient de prendre alors : isolement dans des salles *distinctes* des typhoïdiques-diphtériques, des diphtériques proprement dits, ainsi que des porteurs sains ; spécialisation du personnel traitant ; désinfection rigoureuse ; mise en œuvre des recherches de laboratoire.

L'ensemble des salles d'un même étage, d'une même baraque, constituant un service autonome, sera utilement complété d'une salle de garde de l'infirmier-major, d'un bureau du médecin-traitant, enfin, si possible, d'un petit office avec évier de bois recouvert de zinc et poêle-cuisinière pour le réchauffage du lait, du bouillon, la confection d'une crème ou d'un cataplasme, le remplissage d'une bouillotte, etc. Un tel fourneau nous paraît si utile qu'il trouverait sa place, à défaut d'office, dans la salle même des mlades, en substitution au poêle de chauffage.

Installation de la balnéothérapie

(Circ. 1.553/S du 7 janv. 1915)

L'aménagement de la salle de bain exige, indépendamment des appareils : chauffe-bains, baignoires (ces dernières calculées à raison d'une au moins pour 12 malades), 1° de l'eau à discrétion ; 2° un dispositif d'évacuation. Dans les casernes qu'on a utilisées comme hôpitaux, les lavabos ont été, le plus souvent, transformés dans ce but. Parfois c'est dans la salle même des malades, très vaste, qu'on devra installer et le chauffe-bain et la baignoire ; celle-ci montée sur un plateau à roulettes de caoutchouc sera poussée, l'heure du bain venue, jusqu'auprès du patient dont le transport, toujours à bras d'infirmier, sera réduit au minimum ; cette manière de procéder offre l'inconvénient réel d'entretenir dans la salle des allées et venues préjudiciables au repos des malades.

A défaut de baignoires, on aura recours à une hydrothérapie de fortune : affusions froides ou drap mouillé.

« Un brancard reposant sur deux tréteaux dont l'un (celui de tête) est placé plus haut que l'autre, est recouvert de toile cirée. Au pied du brancard est disposé un baquet. Le malade est roulé dans un drap et placé sur ce brancard, la tête recouverte de compresses. Pendant 10 minutes, à l'aide de grosses éponges, ou mieux, si possible, à l'aide d'eau courante, on l'arrose d'eau à la température de la chambre : l'eau s'écoulera dans le baquet. On peut installer ainsi plusieurs brancards dans le milieu de la salle, entre deux rangées de lits. »

Pour l'emploi du drap mouillé, il suffit de placer le malade

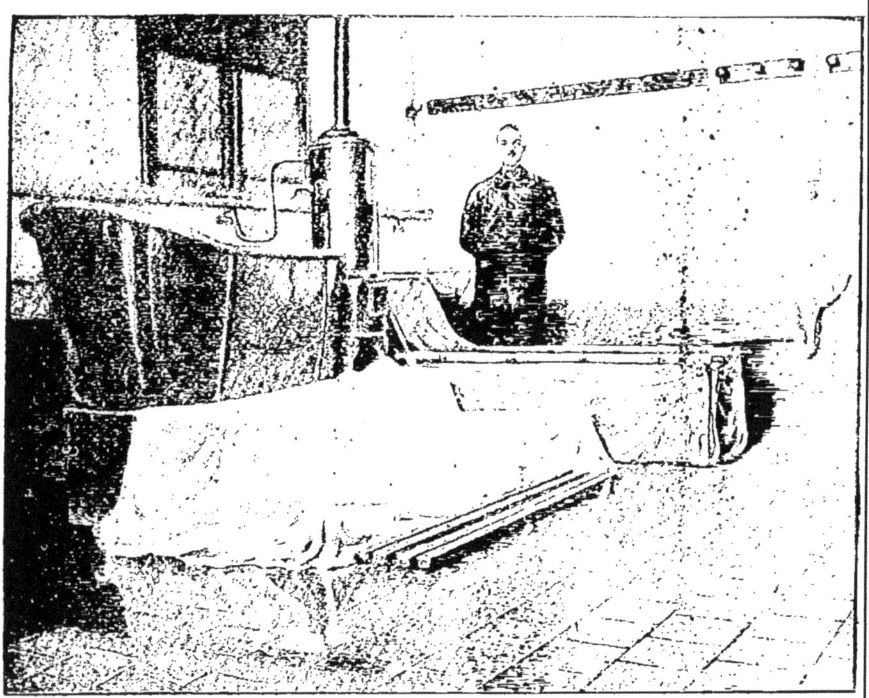

Fig. 61. — Salle de bains improvisée.

sur un brancard monté sur un support-brancard ou des tréteaux et recouvert de toile cirée sur laquelle le drap mouillé est étendu. Le malade est enveloppé de ce drap, préalablement débarrassé de l'excès d'eau. Des compresses froides sont appliquées sur la tête. Le malade est laissé dans cet état jusqu'aux premiers frissons. Alors on le sèche rapidement, et on le replace dans son lit après l'avoir entouré d'une couverture de laine. On favorisera la réaction par l'administration d'un cordial.

Service pharmaceutique

Dans un tel hôpital le nombre et l'uniformité des malades traités ne vont pas sans imposer quelques particularités au service pharmaceutique. C'est ainsi que pour faciliter la préparation des médicaments en nombre peu varié, mais par contre en quantité assez considérable, on usera naturellement de solutions mères concentrées, et pour assurer la répartition de ces potions ou solutions dans les fioles individuelles, on emploiera très avantageusement les grands entonnoirs distributeurs montés sur trépied (fig. 62).

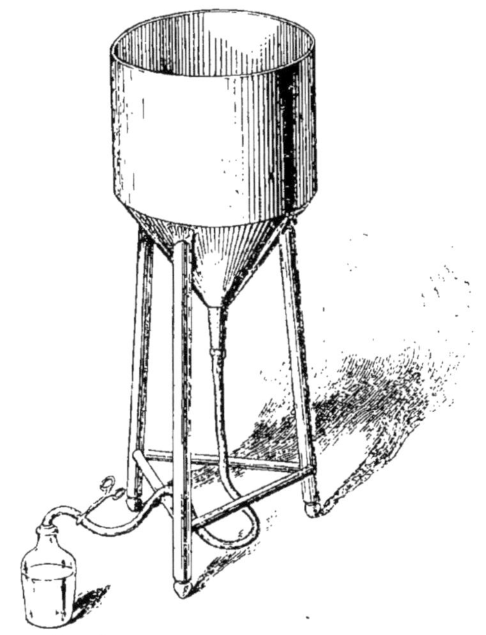

Fig. 62. — Entonnoir répartiteur (Pénau).

Si on ne dispose pas d'autoclave pour la stérilisation des solutions injectables, on aura recours au procédé suivant : les solutions sont réparties dans des flacons de 30 à 60 c. c., à large goulot pour faciliter l'aspiration ultérieure du liquide et bouchés à l'émeri pour éviter les souillures. Ces flacons sont disposés dans une gamelle dont le couvercle, percé de petits trous, permettra l'accès de la vapeur ; la gamelle est elle-même re-

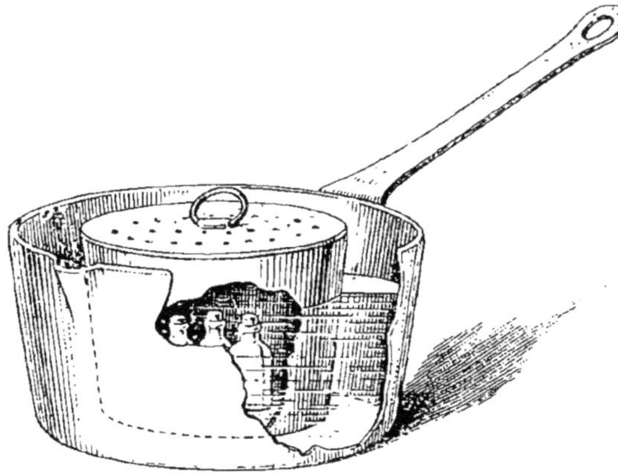

Fig. 63. — Gamelle stérilisatrice (Pénau).

çue dans une casserole de 2 litres, avec couvercle, à demi-remplie d'eau, qu'on porte à l'ébullition pendant une demi-heure, couvercle fermé. L'expérience a montré qu'avec ce dispositif on évitait l'entraînement d'eau et qu'on maintenait 20 minutes la température du liquide de chaque flacon à 95° (PENAU).

Comme les résultats qu'on obtient chez les malades graves de l'instillation rectale de sérum glycosé sont très encourageants, il est bon de se rappeler que faute de glucose, on peut utiliser du saccharose qu'on intervertit d'après le mode opératoire suivant : on dissout dans 200 cm³ d'eau 31 gr. 50 de sucre cristallisé ; la dissolution est mise dans une capsule de porcelaine, ou, à défaut, de fonte émaillée : on y ajoute 2 gr. (ou 42 gouttes, ou 1^{cc},9) d'acide chlorhydrique pur — ou des quantités 10 fois plus fortes si l'acide est dilué au 1/10e. On porte à l'ébullition modérée que l'on maintient une demi-heure, ou, mieux encore, on place la capsule sur un bain-marie pendant le même temps ; l'interversion est alors com-

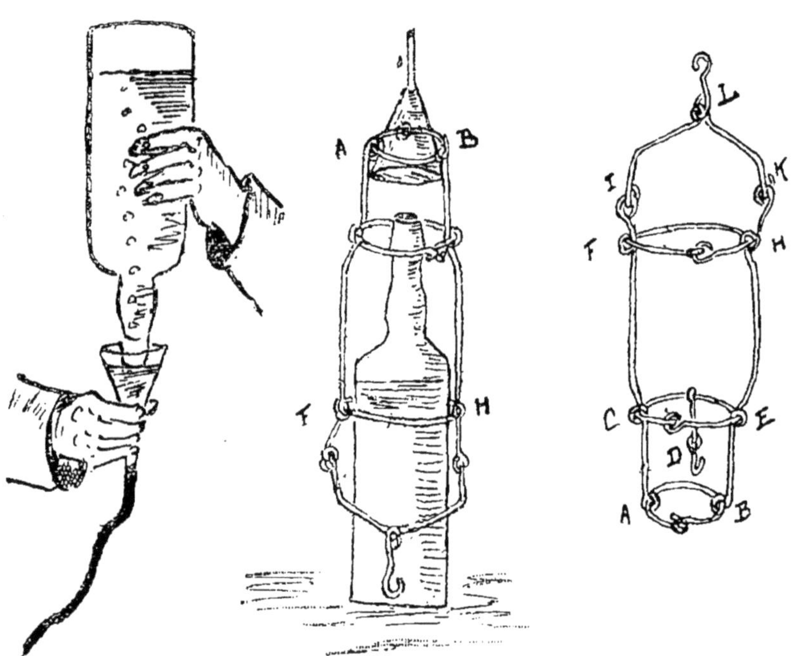

Fig. 64. — Appareil d'irrigation : principe.

Fig. 65. — Appareil d'irrigation DENISOT.

Fig. 66. — Armature de suspension.

plète. On laisse refroidir. Reste à neutraliser l'excès d'acide avec de la soude ou du carbonate de soude, opération qu'on réalise par touches successives si l'on dispose de papier tournesol ou à la phtaléine ; à défaut de papier réactif, on pourra neutraliser l'acide chlorhydrique avec 0 gr. 736 de soude ou 18^{cc},4 de solution normale de soude ou 3 gr. 917 de carbonate de soude cristallisé pur ou 1 gr. 452 de carbonate de soude anhydre. La neutralité de la solution obtenue, on ajoute la quantité d'eau distillée nécessaire pour obtenir un volume total de 1 litre de solution qui, contenant 33 gr. p. 1.000 de sucre réducteur et 3 gr. 205 de chlorure de sodium, est sensiblement isotonique (Valdiguier).

En l'absence de bock, on improvise très aisément un appareil instillateur à l'aide d'une bouteille (ou d'une cannette de bière), pleine du liquide et renversée sur un entonnoir dont la douille est armée d'un tube de caoutchouc ; une pince, sur le tube, permet d'en réduire à volonté la lumière et d'en régler, par conséquent, le débit. Rien n'est plus facile que d'imaginer une petite armature de fil de fer faisant office d'appareil de suspension. Le dispositif se prête, après stérilisation, aux injections aseptiques (Denisot) (fig. 64-66).

Service de la désinfection

Dans un hôpital de typhoïdiques, la question de la désinfection n'a d'égale en importance que sa complexité. Le danger c'est, en premier lieu, le malade et ses déjections ; c'est, ensuite, le milieu où il poursuit l'évolution de sa maladie et tous les objets qu'il touche et contamine ; c'est, enfin, le personnel qui l'approche et le soigne. Pour éviter la diffusion du germe, il faut opposer à chacun de ces facteurs de dissémination possible une défense appropriée.

Le malade et ses excréments. — C'est évidemment la cause de souillure la plus à craindre, c'est celle qu'il faut le plus rapidement et le plus activement neutraliser. A cette indication, répond le traitement par la solution crésylée sodique à 2 % des selles et des urines dès leur émission dans le seau hygiénique, puis le collectionnement des matières et leur mise en contact prolongé, avant toute vidange, avec les antiseptiques, dans des fosses fixes, par exemple du type décrit (Voir page 122).

Les locaux. — Tant que la salle est occupée, il ne peut être question que de désinfection relative, telle que l'assure quotidiennement le balayage, effectué à l'aide de sciure de bois humectée d'eau de Javel à 1 p. 30, et périodiquement le lavage des locaux (plancher, boiseries, parties inférieures des murs) à l'eau javellisée au 1/50e ou crésylée sodique à 2 %.

Quand la salle est évacuée on la remet en état par une désinfection complète opérée à l'aide de la formolisation, des pulvérisations de crésyl ou du blanchiment. A plus forte raison, ces mesures sont-elles nécessaires quand l'hôpital temporaire est évacué ou change de destination.

Literie ; Linge ; Vêtements. — La literie relève de la désinfection à l'étuve. Un hôpital important devra nécessairement être doté d'une étuve Geneste-Herscher ou Vaillard-Besson ; sinon, on réalisera l'un des systèmes d'étuves improvisées dont on a donné ailleurs la description (V. page 85).

Le linge, dont les taches sont fixées par la chaleur, s'accommodera mieux d'une stérilisation par immersion pendant vingt-quatre heures dans la solution crésylée sodique à 2 %, par exemple. L'hôpital disposera donc, s'il est possible, d'une buanderie de fortune où le linge séjournera vingt-quatre heures dans des cuveaux de solution crésylée avant d'être blanchi. Si le blanchissage s'effectue à l'extérieur, l'opération de désinfection préalable n'en aura pas moins été accomplie.

Afin d'éviter que le linge sale ne soit entassé et oublié dans quelque coin, il faudra disposer *par service* d'un double jeu de sacs à désinfection, ou de récipients métalliques avec couvercle, ou même de simples cuveaux à demi remplis de solution crésylée.

La désinfection des vêtements répond à une double nécessité : les débarrasser d'abord des germes microbiens et très souvent de parasites. On aura recours soit à l'étuve, soit à la sulfuration ; dans ce dernier cas, on aura fait choix d'un petit local bien étanche où on tendra un système de fil de fer et de porte-manteaux improvisés pour l'exposition des vêtements, toute surface étalée, à l'action des vapeurs désinfectantes.

Objets à usage divers. — Le plus simple est évidemment de recourir à l'ébullition chaque fois qu'il est possible : c'est le cas pour les couverts, gamelles, etc. Les fioles de pharmacie seront traitées par l'eau javellisée ou le permanganate.

Casernement des infirmiers

Une des particularités, et non des moindres, de l'aménagement d'un hôpital de contagieux concerne le casernement des infirmiers et les dispositions à prendre pour mettre ce personnel le plus possible à l'abri de la contagion.

Ce casernement devra être absolument indépendant des bâtiments qui abritent les malades. Il comportera sa *cuisine* propre et son *réfectoire*, les repas ne devant être, sous aucun prétexte, pris dans les salles. On prévoira des *lavabos* et une *salle de douches* pour les soins périodiques et fréquents de propreté.

Dans chaque division, un *vestiaire* spécial recevra les vêtements de treillis et les tabliers que les infirmiers doivent revêtir quand ils approchent le malade et remettre au portemanteau au moment où ils quittent le service. Dans les salles mêmes, les moyens leur seront offerts de se laver fréquemment les mains, aussi souvent qu'ils les souillent.

HOPITAL DE CONTAGIEUX

Toutes les remarques faites pour l'hôpital de typhoïdiques valent également pour l'hôpital de contagieux non spécialisé. Cependant deux exigences nouvelles devront être ici satisfaites par un aménagement approprié : 1° une *indépendance aussi grande que possible entre les divers services*, hospitalisant chacun une catégorie différente de malades, afin de prévenir la production de cas de contagion intérieure ; 2° *la création de salles d'isolement, ou tout au moins de box*, pour la mise en observation des cas encore douteux ou compliqués d'infection surajoutée.

On pourra d'ailleurs appliquer aux scarlatineux et rougeoleux la méthode de MILNE : l'isolement dans une cage de gaze qui (avec la désinfection de la gorge du patient à l'huile phéniquée au 1/10e et les frictions sur le corps d'essence d'eucalyptus) constitue l'un des traits de cette pratique, sera obtenu par le dispositif suivant : Trois arceaux, par exemple des cercles de barriques disjoints, enjambent transversalement la couchette du malade, l'un aux pieds, l'autre à

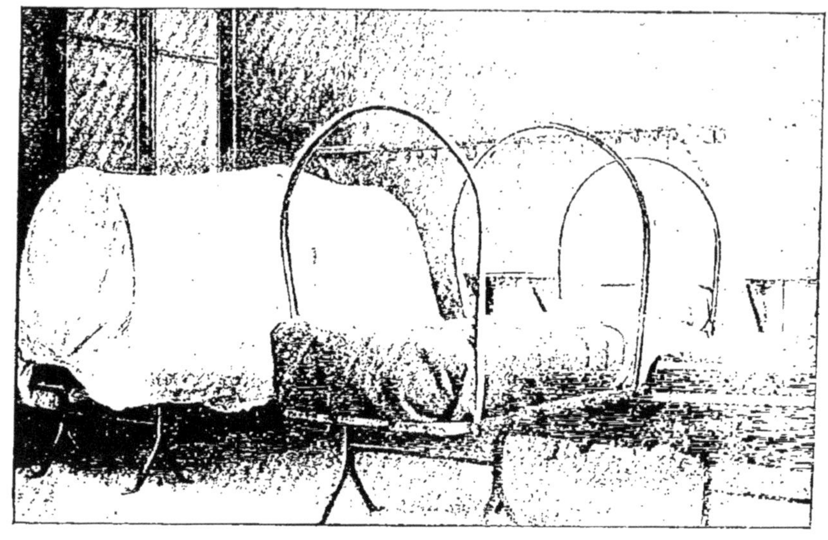

Fig. 67. — Dispositif pour isolement sous gaze (A. Tournade).

la tête, le troisième au milieu. Ils sont fixés, d'une manière amovible, par leurs extrémités dans des boucles de métal clouées sur les bords du châlit et servent de support à un voile de gaze. L'atmosphère ainsi close est saturée d'essence d'eucalyptus à l'aide d'un pulvérisateur ordinaire (Hôpital 13, Verdun).

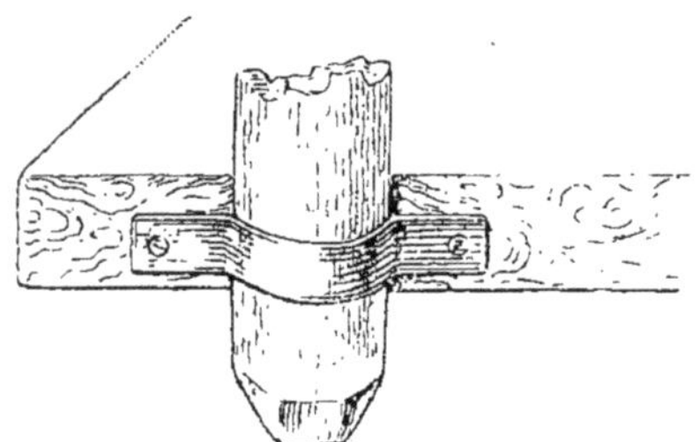

Fig. 68. — Patte de fixation des arceaux.

Dès le 12 janvier 1915, la Circulaire 1.679/S prévoyait — en dehors des laboratoires d'armée et de corps d'armée préexistants — la création de laboratoires propres aux hôpitaux de contagieux les plus importants.

En effet, la nécessité d'un contrôle bactériologique dans le diagnostic des maladies infectieuses, des états typhoïdes, des affections cholériformes ne se discute pas. On sait, par exemple, tout l'intérêt qu'offre l'hémoculture chez les sujets atteints d'affection typhoïde bien qu'antérieurement vaccinés ; elle seule permet le diagnostic exact et réhabilite la méthode préventive, injustement condamnée sur les apparences. De même, c'est la bactériologie qui permet de dépister les porteurs sains de méningocoques, de bacille de Lœfler, de vibrion de Koch, comme de décider à quel moment un convalescent, débarrassé des derniers germes qu'il hébergeait dans sa gorge ou émettait dans ses selles ou ses urines, peut sortir de l'hôpital sans risquer de disséminer autour de lui l'affection dont il vient à peine de triompher.

A ces divers titres, le laboratoire de bactériologie est bien l'organe complémentaire indispensable dont il faille doter l'hôpital de contagieux.

MALADIES DES ARMÉES

(Circ. 165/S, 4 nov. 1914).

(B. O., vol. 83, p. 192-230.)

Les fatigues physiques, les dépressions morales, les privations de toutes sortes, l'encombrement et le stationnement prolongé exposent les armées en campagne aux maladies épidémiques ; en fait, les fièvres typhoïde et paratyphoïdes, la dysenterie et les entérites banales, le choléra, le typhus exanthématique ont autrefois décimé les effectifs plus que le feu lui-même.

Ce n'est pas un des caractères les moins singuliers de la guerre actuelle que la rareté relative des maladies contagieuses : les mesures d'hygiène imposées aux troupes ne sont certainement pas étrangères à ce résultat.

Ces mesures sont d'ailleurs de deux sortes : les unes, inspirées essentiellement par la notion étiologique, ont pour but *d'écarter du sujet le contact infectant ;* les autres, utilisant nos connaissances sur le mécanisme de l'immunité acquise, se proposent, à l'aide de vaccinations spécifiques, de *rendre l'homme réfractaire à la maladie*, même si la contamination l'atteint.

Les mêmes précautions hygiéniques préventives valent évidemment pour toutes les affections qui se propagent de la même manière : on peut ainsi distinguer une prophylaxie commune ou globale des affections gastro-intestinales, une prophylaxie des septicémies inoculées par les parasites, une prophylaxie des maladies contagieuses (fièvres éruptives, diphtérie, méningite cérébro-spinale) dont la transmission s'effectue essentiellement par le malade ou le sujet sain porteur de germes.

Au contraire, la vaccination constitue une protection strictement élective à l'égard de la seule affection dont le vaccin spécifique a été inoculé. L'action préservatrice plus sûre est donc aussi plus limitée. Cette remarque serait inutile si certains médecins ne s'étonnaient encore que la vaccination antityphoïdique n'ait pas supprimé les fièvres paratyphoïdes.

Examinons donc les règles de prophylaxie communes aux trois catégories d'infections plus haut désignées, puis les mesures particulières que peut exiger dans chaque groupe telle maladie déterminée.

I. — Infections à déterminations gastro-intestinales.

RÈGLES DE PROPHYLAXIE GÉNÉRALE

Ici l'hygiène se préoccupe essentiellement du « péril fécal » et de ses corollaires : souillures du sol, de l'eau, du cantonnement, de l'individu. C'est à cette menace que répondent l'entretien et la désinfection scrupuleuse des feuillées, l'épuration de l'eau de boisson, l'hygiène du cantonnement et la surveillance des cuisines, la lutte contre les mouches, le souci de la propreté corporelle et en particulier le lavage des mains avant le repas.

Ces mesures préventives — décrites ailleurs en détail — valent également pour les fièvres typhoïde et paratyphoïdes, les dysenteries et les entérites, le choléra. Cependant, certaines de ces affections méritent qu'on précise quelques traits de leur étiologie ou de leur prophylaxie particulières.

FIÈVRE TYPHOIDE ET VACCINATION ANTITYPHOIDIQUE

La prophylaxie de la fièvre typhoïde est justiciable au premier chef de la vaccination spécifique.

Le Laboratoire de vaccination antityphoïdique de l'Armée a rédigé une Instruction pour l'emploi du vaccin du Professeur Vincent. C'est cette Instruction qui suit :

Ce vaccin est protecteur contre la fièvre typhoïde.

Il est livré en ampoules scellées de 2, 5, 10 et 20 centimètres cubes. Chaque ampoule porte une étiquette indiquant, outre un numéro d'ordre, la date de fabrication du vaccin et celle à laquelle il n'est plus utilisable.

Le vaccin antityphoïdique doit être soigneusement conservé au froid et à l'abri de la lumière. Il y a lieu, en conséquence, de rejeter tout vaccin dont l'activité aurait été altérée par suite de son exposition au soleil, de son échauffement ou de son ancienneté. Tout vaccin périmé doit être rejeté.

MODE D'EMPLOI

1° S'assurer que l'ampoule n'a pas été fissurée pendant le transport.

Avant d'ouvrir l'ampoule, l'agiter, donner un trait de lime à l'union du goulot et du corps de l'ampoule et badigeonner ensuite ce goulot avec de la teinture d'iode (éviter le flambage, qui pourrait altérer le pouvoir immunigène du vaccin). Laisser sécher, puis sectionner.

Aspirer le vaccin à l'aide d'une seringue rigoureusement stérilisée par l'ébullition, et refroidie avant usage. Ajuster l'aiguille avec une pince stérile. Se servir d'une aiguille *fine*.

Lorsque plusieurs personnes doivent être simultanément vaccinées, il est utile chaque fois, et pour chacune d'elles, de recourir à une seringue et à une aiguille différentes, stérilisées par une nouvelle ébullition (1).

2° Les téguments sont préalablement désinfectés à la teinture d'iode.

L'injection doit être faite *strictement* sous la peau, dans la région sous-épineuse gauche, au-dessous de l'épine de l'omoplate. L'inoculation ne doit pas être faite dans le derme, sous l'aponévrose ou dans le muscle.

3° *Injecter très lentement.* — Ne pas masser ensuite. — Le sujet vacciné s'habillera cinq à dix minutes après, et sans faire d'effort. L'inviter à ne pas trop se servir du bras pendant deux heures.

4° Les sujets vaccinés s'abstiendront, le même jour, de toute fatigue ou de travail. — Repas léger. — Eviter l'usage de l'alcool.

Une à deux heures après l'injection, les personnes vaccinées (adultes seulement) devront absorber, sauf susceptibilité spéciale à l'endroit de ce médicament, un cachet d'aspirine de 0,50 centigrammes (2).

Les militaires vaccinés seront exempts de service pendant un jour, à l'occasion de chaque injection.

DOSES DU VACCIN

La vaccination comprend quatre injections successives espacées de sept à dix jours.

Les doses à inoculer sont les suivantes :

1re Injection : un demi-centimètre cube ;
2e Injection : un centimètre cube ;
3e Injection : un centimètre cube et demi ;
4e Injection : deux centimètres cubes à deux centimètres cubes et demi (3).

Lorsque, pour des raisons variables, la typho-vaccination a été interrompue dans son cours, elle peut être reprise sans changement après un délai de 15 à 20 jours. Si l'intervalle ou le retard est plus considérable (par exemple s'il atteint ou dépasse un mois), la typho-vaccination peut être reprise, à la condition de réitérer l'injection précédente et de continuer ensuite la série des injections comme s'il n'y avait pas eu d'interruption.

Chez l'enfant de 2 à 4 ans, la dose à employer est égale au quart de celle de l'adulte ; de 5 à 7 ans, au tiers de celle-ci ; de 8 à 12 ans, à la moitié ; de 13 à 15 ou 16 ans, elle est égale aux deux tiers de la dose de l'adulte.

---

(1) Il arrive parfois, en effet, qu'un peu de sang du sujet vacciné reflue dans la seringue, aussitôt après l'injection. Une nouvelle stérilisation est indispensable pour éviter la possibilité de contagion syphilitique.

(2) Certaines personnes prédisposées ont, à la suite de l'administration de ce médicament, des érythèmes, des vomissements, et, beaucoup plus rarement, de l'hypothermie, de l'anurie, des syncopes, etc. En pareil cas, on ne renouvellera pas l'emploi de l'aspirine.

(3) Cette dernière dose s'applique aux pays ou aux régions où la fièvre typhoïde est très fréquente (Algérie, Tunisie, Maroc, etc.).

INDICATIONS ET CONTRE-INDICATIONS

1° La vaccination antityphoïdique s'adresse essentiellement aux sujets jeunes, bien reposés, parfaitement bien portants et n'ayant pas eu antérieurement la fièvre typhoïde (1).

Chez ceux qui sont fatigués, pour quelque cause que ce soit, il est préférable d'attendre la disparition de la fatigue pour commencer la série des injections immunisantes.

2° La vaccination antityphoïdique *ne doit être pratiquée que chez des sujets absolument sains.* Cette recommandation est de rigueur. Eliminer, par conséquent, tout sujet débile, anémié, surmené, convalescent ou présentant une affection quelle qu'elle soit, aiguë ou chronique, locale ou générale (albuminurie, diabète, fièvre, courbature, grippe, bronchite, angine, embarras gastrique, diarrhée, entérite muco-membraneuse, uréthrite, paludisme aigu, tuberculose, même atténuée, etc., etc.).

La vaccination pourra être appliquée aux anciens paludéens en prenant la précaution de leur faire suivre, pendant plusieurs jours, une cure préalable de quinine et de leur donner ensuite un gramme de sulfate de quinine la veille et le jour de chaque inoculation (7 heures avant le début habituel de l'accès).

La vaccination pourra être également appliquée chez les syphilitiques non affaiblis, s'ils ne présentent aucun accident en évolution.

3° Lorsqu'un individu en cours d'immunisation vient à contracter une affection intercurrente, même légère, la vaccination doit être suspendue. Elle ne pourra être reprise qu'une ou plusieurs semaines (suivant la gravité de l'affection) après la disparition entière des symptômes morbides et de l'affaiblissement qui peut en résulter.

4° L'immunité est conférée à la suite de la quatrième injection. Ne devront seuls être considérés comme *vaccinés* que ceux qui ont reçu la *totalité* de ces injections.

REMARQUES SUR LA VACCINATION EN PÉRIODE ÉPIDÉMIQUE

Les inoculations vaccinantes ont un effet préventif, mais non curatif. En conséquence : l'incubation de la fièvre typhoïde étant de 15 à 20 jours, et souvent davantage, il peut arriver, en temps d'épidémie ou dans les milieux où existent des cas de cette affection, que les inoculations de typho-vaccin polyvalent soient faites chez des personnes qui ont été déjà contagionnées et sont en incubation de cette maladie, au moment où les inoculations sont pratiquées.

D'autres fois, l'infection typhoïdique peut se produire au cours même des inoculations, et alors que le sujet n'est évidemment pas encore immunisé.

Dans ce second cas, comme dans le premier, la fièvre typhoïde peut survenir comme si le sujet n'avait pas été vacciné. Les injections déjà reçues n'ont aucun inconvénient et peuvent même souvent conférer au malade un certain degré d'immunité qui atténue la durée et la gravité de la fièvre typhoïde.

Le sang de tout vacciné agglutine, plus ou moins, le bacille typhique (2).

---

(1) Chez ceux qui ont eu antérieurement la fièvre typhoïde avérée ou ambulatoire, l'injection de vaccin polyvalent peut provoquer de la fièvre.

Il n'y a pas lieu de poursuivre les inoculations lorsque, ce qui est très exceptionnel, il se produit, en dehors de toute cause appréciable, une réaction fébrile forte dès la première injection.

(2) Quel que soit le taux du pouvoir agglutinant, il ne donne en aucune manière, la mesure de l'immunité du sujet vacciné.

Ce pouvoir agglutinant peut même être réveillé ou exagéré par une affection aiguë, quelle qu'en soit la nature (1), survenant chez les vaccinés.

On ne saurait donc tenir aucun compte de l'épreuve de l'agglutination pour le diagnostic de l'affection dont ils peuvent être éventuellement atteints. *Seule l'hémoculture donne une indication précise.*

DISPOSITIONS COMPLÉMENTAIRES

Diverses circulaires émanant de la 7e Direction ou de la Direction générale du Service de Santé ont complété ou précisé sur plusieurs points l'Instruction précédente.

Opportunité de la vaccination obligatoire. — Tout d'abord a été précisée la nécessité de recourir à la vaccination antityphoïdique, de préférence dans les dépôts mais aussi sur le front, pour tous les hommes de renfort qui n'auraient pas été soumis à cette mesure. (Circ. 4.884 C/7 du 10 février 1915 et 110/S du 2 novembre 1914 et 629 du G. Q. G. du 9 janvier 1915.)

Nature des vaccins à utiliser. — (Circ. 432 S du 18 novembre 1914.) Les seuls vaccins à utiliser sont le vaccin antityphoïdique de l'armée, stérilisé par l'éther (procédé Vincent), et le vaccin obtenu par chauffage (procédé Chantemesse et Institut Pasteur). L'entéro-vaccin Lumière non autorisé par l'Académie de Médecine est proscrit. (Circ. 431/S du 18 nov. 1914). Son utilisation antérieure ne saurait dispenser le sujet qui en fit usage des vaccinations réglementaires. (Note 2.027/S du 17 février 1916.)

Les demandes de vaccin seront adressées directement au Laboratoire du Val-de-Grâce (Circ. 17.137 C/7). Elles indiqueront, non le nombre d'ampoules jugées nécessaires, mais *le chiffre des hommes à vacciner* (Circ. 18.049 C/7).

Nombre des inoculations et doses. — Injections complémentaires. — Dans le but de simplifier et d'accélérer les opérations de vaccination sur le front, la dépêche 12.054 C/7 du 22 oct. 1914 avait réduit le nombre des inoculations vaccinales à deux, espacées de 8 à 9 jours ; la première de 3/4 de cm^3 et la seconde de 1 cm^3 1/2 à 2 cm^3. Mais l'observation

(1) En particulier les *fièvres paratyphoïdes A* ou *B*, dont les symptômes cliniques peuvent simuler étroitement ceux de la fièvre typhoïde, et qui constituent cependant des affections *absolument distinctes* de cette dernière maladie. Les fièvres paratyphoïdes réclament un vaccin spécial.

des faits a montré que pour être réellement assurée, *l'immunité* exige *quatre injections* faites à 7 ou 8 jours d'intervalle aux doses prévues par l'Instruction du Laboratoire. Un nombre moindre d'injections ne donne qu'une protection restreinte. Aussi lorsque les conditions tactiques le permettent, on doit profiter des intervalles de repos accordés aux hommes lors de leur relève des tranchées pour leur faire des injections complémentaires ; lorsqu'il s'est écoulé depuis l'injection précédente un délai supérieur à 15 jours, il suffit de réitérer cette dernière injection et de continuer ensuite la série des inoculations conformément aux doses prescrites par l'Instruction (Circ. 3.293/S, § 2, du 27 février 1915).

Technique. — La nécessité d'observer scrupuleusement les précautions antiseptiques décrites dans l'Instruction a été de nouveau rappelée (Circ. 21.828 C/7 du 20 juin 1915), ainsi que l'obligation pour les Médecins de procéder eux-mêmes aux opérations. La constitution d'équipes mobiles de Médecins vaccinateurs est recommandée dans toutes les circonstances où cette mesure sera réalisable.

De leur côté, les conditions dans lesquelles la vaccination a été parfois pratiquée ne sont pas négligeables. On évitera soigneusement, par le choix judicieux d'un local approprié, le refroidissement prolongé des hommes qui, à demi déshabillés, attendent, dans un couloir ou une pièce trop ventilée, leur tour de vaccination. De même, pour épargner aux hommes regagnant leur caserne, après vaccination, les fatigues d'une marche de plusieurs kilomètres au soleil ou par des temps très chauds, c'est au Médecin à se rendre lui-même sur place (Circ. 21.828 C/7 du 20 juin 1915).

Contre-indications. — Il est toujours nécessaire de faire un interrogatoire (maladies antérieures, fièvre typhoïde, scarlatine, etc.) et un examen médical des hommes à vacciner. Dans les cas douteux on prendra la température et on examinera l'urine afin d'écarter ou d'ajourner les hommes déjà malades (Circ. 3.293/S du 27 février 1915).

Chez les soldats aptes à faire campagne, il n'existe pas, à proprement parler, de contre-indication à la vaccination antityphoïdique. Toutefois, il y a lieu de surseoir à la vaccination des militaires atteints d'affections aiguës, exception faite pour les indispositions sans gravité : la vaccination sera pratiquée après la guérison complète de ces malades.

On écartera de la vaccination les soldats atteints de maladies chroniques susceptibles d'entraîner la réforme ou la retraite.

On s'abstiendra de vacciner les hommes immunisés par une atteinte antérieure de fièvre typhoïde remontant à moins de 5 ans et par une vaccination antityphoïdique datant de moins de deux ans (Circ. 18.525 C/7 du 26 mai 1915).

Pendant les épidémies de fièvre typhoïde, la vaccination préventive ne peut offrir que des avantages. L'expérience a montré, en effet, qu'un certain nombre de ceux qui sont déjà en incubation de leur fièvre typhoïde échappent à celle-ci si on les vaccine assez tôt. Mais lorsqu'il s'agit d'épidémies d'une autre nature : méningite cérébro-spinale, scarlatine, grippe, etc., la vaccination antityphoïdique doit être différée. Elle pourrait, en effet, coïncider avec l'éclosion de ces maladies infectieuses (Circ. 21.828 C/7 du 20 juin 1915).

Etats et contrôle. — Il est indispensable de tenir un état des vaccinations sur des registres *ad hoc.* L'indication du numéro matricule de chaque homme est nécessaire en raison des homonymies (Circ. 3.293/S du 27 février 1915).

La fiche de vaccination antityphoïdique est supprimée : elle est remplacée par une simple mention portée sur la dernière page, au verso du livret individuel ; la date de chaque inoculation sera contresignée du Médecin. La nature ou l'origine du vaccin doivent être indiquées s'il s'agit d'un autre vaccin que celui de l'Armée (Circ. 10.965 C/7 du 29 mars 1915).

Si la vaccination n'a pas été pratiquée par suite d'une contre-indication, le fait doit être inscrit au verso de la dernière page du livret individuel ; le médecin datera et signera cette inscription (Circ. 10.124 C/7 du 22 mars 1915) qui ne comportera jamais l'énoncé du diagnostic d'une maladie (Circ. 13.225 C/7 du 15 avril 1915).

Contrôle bactériologique de l'infection éberthienne chez les typho-vaccinés. — Parmi les états typhoïdiques qui règnent dans la zone des Armées, il a été constaté au moins autant de fièvres paratyphoïdes que de typhoïdes vraies. Il était donc d'un grand intérêt que la nature de ces infections frappant des typho-vaccinés fût exactement établie, afin de fixer la valeur réelle de la méthode préventive. Aussi les médecins traitants qui observent de pareils cas ont-ils été invités

(Circ. 1.605/S du 9 janv. 1915) à recourir au contrôle du laboratoire : seule l'hémoculture, suivie d'une différenciation rigoureuse du germe isolé, fournit une donnée précise. Ces recherches pourront n'être effectuées que chez les hommes ayant au moins deux injections vaccinantes. Elles feront l'objet d'un état indiquant : nom et prénoms, régiment, classe (A. R. T.), nombre d'injections et leurs dates, date d'invasion de la maladie et sa gravité, résultat de l'hémoculture (Circ. 1.605/S du 9 janvier 1915). Cet état ne sera fourni que mensuellement (Circ. 9.418/DA du 19 avril 1915).

FIÈVRES PARATYPHOIDES A *ET* B

Circ. 11.171/S du 8 déc. 1915, 11.525/S du 15 déc. 1915 et 1916/S du 7 févr. 1916).

Les fièvres paratyphoïdes A et B sont justiciables des mêmes mesures générales de prophylaxie que la fièvre typhoïde. Elles possèdent aussi leur vaccination préventive.

Cette vaccination antiparatyphique peut être réalisée : soit en même temps que l'antityphoïdique, à l'aide d'un vaccin *mixte* (T. A. B.) que prépare et délivre le laboratoire du Val-de-Grâce et que l'on inocule en quatre injections de 1[cc] 1/2, de 2[cc], de 2[cc] et 2[cc] 1/2 ; soit, indépendamment, chez les hommes déjà vaccinés contre la fièvre typhoïde au moyen d'un vaccin exclusivement antiparatyphique (A et B) inoculé en 3 injections de 1[cc] 1/2, de 2[cc] et de 2[cc] 1/2 à huit ou quinze jours d'intervalle. Les règles de technique et les contre-indications sont les mêmes que pour la vaccination antityphoïdique. « La vaccination antiparatyphique a un caractère légalement obligatoire, au même titre que la vaccination antityphoïdique. » (Note 999 3/7 du 20 janv. 1916).

DIARRHÉES ET DYSENTERIES

Le long stationnement des troupes agglomérées aux mêmes lieux, d'où infection profonde et durable du sol et des eaux ; l'uniformité du régime trop carné et, en été, l'ingestion de fruits verts par des hommes insoucieux de leur hygiène alimentaire ; le refroidissement du ventre, que favorisent l'abandon intempestif de la ceinture de flanelle, l'habitude de s'allonger sur le sol humide ; parfois aussi le cadavérisme des tranchées, telles sont les principales conditions étiologiques, fréquemment associées, qu'on retrouve à l'origine de troubles gastro-intestinaux et qu'il faut combattre.

Une enquête clinique et bactériologique prescrite par la Direction générale du Service de Santé a permis d'ailleurs d'établir que souvent ce sont des infections spécifiques (paratyphoïdes et dysenterie) qui évoluent sous le masque de la diarrhée banale (Circ. 4.137/S du 22 mars 1915).

« L'expression « *diarrhée des tranchées* » ne correspond à aucun type clinique défini. Dans son cadre artificiel, on a rangé indûment des diarrhées de nature très diverse, notamment des diarrhées symptomatiques d'une fièvre typhoïde ou, plus souvent, d'une fièvre paratyphoïde au début, de même aussi des atteintes dysentériques avérées. Des examens cliniques un peu approfondis et les examens bactériologiques pratiqués sur ces cas en font foi. La dénomination « diarrhée des tranchées » doit disparaître.

La *dysenterie* a été confondue avec de multiples affections intestinales : des diarrhées d'origine gastrique, des entérites banales, des entérites muco-membraneuses lui ont été attribuées à tort. En maintes circonstances la présence de sang d'origine hémorroïdaire mélangé à des selles diarrhéiques ou même normales, a fait imposer le diagnostic de dysenterie. Souvent ce dernier a été établi *sans même que les déjections aient été examinées*, sur la seule fréquence des garde-robes.

Or, la dysenterie se caractérise non seulement par le nombre élevé des selles, mais encore par l'existence d'épreintes douloureuses et de ténesme, et surtout par l'aspect macroscopique particulier que présentent les déjections.

A la période d'état, ces dernières sont constituées par du mucus glaireux sanguinolent ou sanglant, ressemblant à de la « râclure de boyaux », de la « lavure de chair », du « frai de grenouille ». Sur le déclin de la maladie, les matières fécales réapparaissent, mélangées au mucus qui vient d'être décrit et qu'un examen attentif permet facilement de déceler.

Il est inutile d'insister sur la nécessité qui s'impose d'établir un diagnostic exact pour faire un départ entre toutes ces affections qui commandent une thérapeutique différente. La prophylaxie ne peut, elle aussi, qu'en bénéficier.

Méritent encore une attention toute particulière certaines *atteintes diarrhéiques prenant le masque cholériforme*, se manifestant par une diarrhée séreuse profuse, avec ou sans grains riziformes, prenant parfois l'aspect « soupe au lait », suivie d'émaciation rapide ; elles s'accompagnent d'algidité, d'hypothermie, de collapsus cardiaque ; le faciès est cholérique.

Ces diarrhées d'un type spécial peuvent reconnaître plusieurs causes, telles que : une infection ou une intoxication d'origine alimentaire ; une fièvre paratyphoïde (l'évolution clinique ultérieure et l'examen bactériologique l'ont prouvé) ; elles peuvent être aussi la conséquence de l'ingestion d'eaux sales extrêmement polluées, souillées par une quantité abondante de germes de la flore intestinale ou par des vibrions *non spécifiques*, étrangers au vibrion cholérique.

Bien qu'aucune crainte sérieuse n'ait lieu d'être formulée, à l'heure présente, sur la spécificité vibrionienne de ces atteintes, il y a lieu néanmoins d'exercer vis-à-vis d'elles une surveillance très étroite. Les malades qui les présentent doivent être isolés, leurs matières rigoureusement désinfectées. De plus, les ressources des laboratoires d'armée devront être immédiatement mises en œuvre pour essayer de dépister l'agent pathogène. Si un vibrion, même banal, est décelé, les médecins chefs des laboratoires d'armée sont invités à effectuer, d'une façon très complète et rigoureuse, toute la série des recherches capables de le caractériser. Si un doute persiste sur sa véritable nature, une culture du germe isolé sera envoyée au Laboratoire Central de Bactériologie à Troyes, et la Direction générale du Service de Santé devra être immédiatement avisée. »

CHOLÉRA

L'existence avérée du choléra chez l'ennemi et dans certaines régions envahies par lui constitue pour nos propres troupes une menace à laquelle il convient d'opposer les mesures suivantes, développées dans la Circulaire 9.906/S du 8 juillet 1915 :

Visite des prisonniers allemands et leur isolement à la première suspicion ;

Hygiène des cantonnements et salubrité des tranchées, en ce qui concerne spécialement : l'entretien et la désinfection des feuillées et latrines, la destruction par incinération des immondices, la lutte contre les mouches ;

Alimentation saine, d'où doivent être exclus fruits et légumes crus ; usage exclusif d'eau épurée ;

Hospitalisation et traitement dans une formation spéciale, de tout suspect : pratiquer la recherche bactériologique du vibrion, et si ce dernier est en cause prendre immédiatement les mesures prophylactiques appropriées et rendre compte télégraphiquement à la Direction générale du Service de Santé (Note 8.744/S du 8 nov. 1915).

Isolement des unités où un premier cas se serait produit.

Surveillance étroite de la population civile.

Vaccination anticholérique

La prophylaxie du choléra possède en outre une arme puissante dans la vaccination ; les Allemands l'ont déjà mise à profit.

Le vaccin, tel que le préparent à l'Institut Pasteur MM. SALIMBÉNI et D'HEREKA consiste en une culture sur gélose chauffée à 60°, pendant une heure.

Trois vaccinations à cinq jours d'intervalle semblent nécessaires pour conférer l'immunité : les doses à employer sont successivement de 1 cm³, 1 cm³,5, 2 cm³.

A chaque vaccination il se produit une réaction locale, habituellement peu douloureuse, qui survient quatre à cinq heures après l'injection ; elle ne dure que cinq à six heures, si bien qu'en recevant l'inoculation dans l'après-midi, le sujet vacciné peut, le lendemain de son réveil, vaquer à ses occupations habituelles. Il n'existe pas de réaction générale.

Ce vaccin a fait ses preuves pendant la guerre turco-balkanique.

« Quatre-vingt-treize mille huit cent soixante-huit soldats et officiers ont été vaccinés, sur ce nombre 21.216 n'ont pu recevoir qu'une seule vaccination, les 72.652 restants en ont reçu deux consécutivement. Voici les résultats enregistrés :

Vaccinés une fois...	21.216	662 atteintes, 2,12 % ;
Vaccinés deux fois...	72.652	319 atteintes, 0,43 % ;
Non vaccinés.......	14.332	849 atteintes, 5,75 %.

Ces chiffres sont éloquents pour montrer l'heureuse influence de la vaccination préventive, à condition qu'elle puisse être pratiquée deux fois.

Dans la population civile, CARDAMATIS a fait des constatations semblables : pour ne citer que les cas développés dans la Chalcidique :

Avant la vaccination, morbidité....... 2,12 % ;
Après la première inoculation......... 0,16 % ;
Après la deuxième inoculation........ 0,01 %.

Ce sont des résultats aussi encourageants que Babes a signalés pour l'épidémie qui a sévi en Roumanie à l'occasion de la même guerre, dans la population civile et militaire. » (Dopter, *Ann. d'Hyg. pub. et de Méd. lég.*, fév. 1915, p. 166.)

II. — Septicémies épidémiques inoculées par les parasites : typhus exanthématique et récurrent.

On sait que le *typhus exanthématique* est une maladie épidémique extrêmement contagieuse et que *ce sont les poux qui la transmettent des malades aux personnes saines* (Ch. Nicolle, Comte et Conseil).

On s'explique par cette notion de date récente ce fait connu de tous temps que la maladie frappe surtout les populations miséreuses, les vagabonds, les collectivités qui vivent dans la malpropreté et la promiscuité.

De même, le *typhus récurrent*, dont les épidémies accompagnent celles du typhus exanthématique, est une spirillose transmise par les parasites : punaises, tiques ou poux, suivant les régions (1). La même étiologie implique pour ces deux maladies une prophylaxie identique où l'épouillage et la désinsection tiennent le premier plan.

1° *Désinfection des cantonnements abandonnés par l'ennemi ; surveillance médicale des prisonniers* (Circ. 5.027/S du 13 avril 1915).

« D'après les renseignements recueillis, le typhus récurrent et le typhus exanthématique ont fait leur apparition dans certaines armées allemandes et autrichiennes, qui en compteraient un assez grand nombre de cas.

En raison des mouvements de troupes qui s'effectuent entre les divers fronts de l'armée allemande, il y a lieu de redouter la possibilité de la propagation de ces deux affec-

(1) La fièvre récurrente pourrait être importée par les renforts provenant de l'Algérie et du Maroc, où sévit cette affection. (Note 1125/S du 12 janv. 1916.)

tions à nos armées. La contamination peut être due à des prisonniers amenés dans nos lignes et au séjour dans des cantonnements abandonnés par l'ennemi.

Pour l'éviter, les mesures suivantes seront prises :

a) Faire pratiquer, le plus tôt possible après leur arrivée, un examen médical sommaire de tous les prisonniers. Avant de les évacuer sur l'intérieur, les soumettre à un nettoyage corporel complet et à l'épouillage. Pratiquer la déverminisation de leurs vêtements, de préférence par l'étuvage, suivant les prescriptions de la Direction générale du Service de Santé, contenues dans l'Instruction sur l'hygiène générale des troupes, n° 165/S en date du 4 novembre 1914 et du 25 janvier 1915.

Au cas où l'un d'eux serait considéré comme suspect, il y aurait lieu de l'isoler au plus tôt dans un hôpital de contagieux où le Service de Santé prendrait les mesures nécessaires.

b) Entreprendre dès l'occupation des locaux abandonnés par les troupes ennemies leur nettoyage et leur assainissement; brûler la paille de couchage, désinfecter par la vapeur le matériel de campement utilisable ; s'il a perdu toute valeur, l'incinération s'impose. Badigeonner au lait de chaux les parois des locaux et des abris divers. Brûler les paillottes. Bref, prendre toutes les mesures capables de détruire les poux (adultes et lentes) qui jouent un rôle prépondérant dans la propagation du typhus.

c) Prendre des dispositions analogues vis-à-vis des tranchées, notamment celles qui ont été aménagées pour le séjour des troupes : incinération de la paille et du matériel de campement sans valeur ; badigeonnage à la chaux des boiseries et arrosage du sol à l'aide d'une solution de sulfate de fer à 1/20e ou de crésyl à 3 %. »

2° *Mesures préventives à l'égard de la collectivité.* — Surveiller la propreté des hommes et des locaux qu'ils occupent; éviter l'encombrement, lutter contre la vermine en créant des stations d'épouillage et en multipliant les installations de bains-douches.

3° *Mesures à l'égard du malade suspect ou atteint de typhus.* — *a*) Débarrasser soigneusement tout malade hospitalisé des parasites qu'il peut héberger sur sa peau, dans ses poils et cheveux et désinfecter soigneusement tous ses vêtements avec les précautions d'usage. En période d'épidémie, ces mesures doivent ère mises en œuvre impérieusement et immédiatement à l'égard de tout entrant, de quelque affection qu'il soit atteint. Pour en faciliter la réalisation, toute formation sanitaire devrait être pourvue d'une pièce spéciale de désinsection, du type décrit ailleurs (V. page 215).

b) Désinfecter minutieusement les locaux habités par le typhique : les locaux occupés en commun sont plus à surveiller que tous autres.

c) Isoler rigoureusement le malade et désinfecter tout ce qui peut émaner de lui pendant sa maladie.

d) Exiger la propreté et l'asepsie de tout le personnel médical approchant un typhique.

e) Surveiller étroitement, par des visites médicales journalières, l'état sanitaire de la collectivité où des cas ont été déjà constatés.

III. — Maladies infectieuses à contagion directe, interhumaine.

Les rougeoleux, les scarlatineux, les diphtériques, les malades atteints de méningite cérébro-spinale, propagent la contagion par leurs sécrétions naso-buco-pharyngées : ces sécrétions, sous forme de corpuscules dits de Flügge, sont projetés incessamment dans l'air ambiant au cours des divers actes de la toux, de l'éternuement, de la parole même : en sorte que les malades sont surtout dangereux *par eux-mêmes* pour leur entourage immédiat. Il en est ainsi pour les varioleux, qui occasionnent également de la contagion directe, interhumaine, à courte distance.

La prophylaxie exige donc ici, en premier lieu, *la recherche, l'isolement et l'évacuation du contagieux*. La désinfection du milieu qu'il a occupé, sans être négligeable, ne vient qu'après.

La surveillance du médecin doit s'étendre aussi aux suspects.

La recherche du malade (cas fruste ou premières manifestations) implique la mise en œuvre de visites médicales, aussi fréquentes que possible. De son côté, le laboratoire de bactériologie doit prêter son concours pour dépister les porteurs sains de germes, qu'il s'agisse de bacille de Loëfler, de méningocoques, etc.

Comme ces affections sont très souvent importées par les détachements arrivant du dépôt, il est indispensable que les médecins régimentaires surveillent tout spécialement cette catégorie de soldats et qu'ils soient renseignés sur l'état épidémiologique des troupes dont provient le renfort.

Ce résultat est obtenu : 1° par la feuille sanitaire qu'établit le médecin du dépôt et que remet à l'arrivée le chef du détachement ; 2° par la liste des garnisons, foyers de maladies contagieuses, liste que la Direction générale du Service de Santé adresse périodiquement aux Médecins des Armées pour être transmise aux corps intéressés.

A ces hommes de renfort, il est parfois utile de faire subir, avant leur incorporation au reste de l'unité, une sorte de quarantaine dans un cantonnement spécial jusqu'à ce que examens médicaux et recherches bactériologiques aient vérifié l'état sanitaire du détachement.

Un autre sujet de surveillance pour le médecin doit être la population civile : c'est, en effet, une source fréquente de maladies contagieuses pour les troupes. La consigne des maisons contaminées, l'évacuation temporaire, partielle ou totale, du cantonnement seront parfois des mesures nécessaires.

Il va sans dire que le sujet reconnu atteint, ou simplement suspect, d'une affection transmissible, doit être immédiatement isolé et dirigé sur un hôpital de contagieux par voiture spéciale. On ne transportera dans le même véhicule que des malades appartenant à la même catégorie ; la voiture sera soigneusement désinfectée au retour.

L'isolement hospitalier joue un rôle capital dans la lutte contre la propagation des contages : on le doit donc prolonger jusqu'à ce que le sujet ne soit plus dangereux, soit quinze à vingt jours pour les rougeoleux, quarante jours pour les scarlatineux et les varioleux, enfin aussi longtemps que l'examen bactériologique décèle dans la gorge le germe spécifique du mal, en ce qui concerne les convalescents de diphtérie et de méningite cérébro-spinale.

Durant leur hospitalisation, on doit veiller à réaliser le mieux possible l'antisepsie de la cavité buco-pharyngée et des fosses nasales de tels malades à l'aide de l'eau oxygénée diluée, de l'eau de Labarraque étendue, de l'huile mentholée à 1 %, des attouchements à la glycérine iodée à 1 p. 30. Les crachats seront reçus dans une solution de crésyl sodique à 2 %.

IV. — Maladies vénériennes.

(Circ. 1.061/S).

Pendant la guerre, comme d'ailleurs au cours de toutes les calamités publiques, le relâchement des mœurs entraîne une recrudescence des maladies vénériennes. Le moindre inconvénient de ces affections dans l'armée c'est d'entamer les effectifs. Le mal est d'ailleurs contracté beaucoup moins souvent dans la zone de l'Avant, et même des Etapes, qu'à l'Intérieur et dans les dépôts. C'est là que la prostitution clandestine doit être l'objet d'une active surveillance ; les déclarations des malades, parfois assez difficiles à obtenir, faciliteront les recherches de la police sanitaire locale.

La prophylaxie reste avant tout œuvre de persuasion. Il est fatal que l'homme, astreint pendant des mois à la vie rude et chaste des tranchées, cède à ses instincts dès la première occasion favorable s'il n'est retenu par des considérations d'ordre tout moral ou, à défaut, par la connaissance claire du réel et grave danger auquel il s'expose. Au médecin donc de l'instruire. On ne peut que louer l'Académie d'avoir résolument prêté sa collaboration et son autorité à cette éducation si nécessaire du soldat (séance du 23 novembre 1915, n° 47, p. 570-571). C'est le même but que poursuivront les causeries et les entretiens du médecin régimentaire.

Pour dépister les malades réfractaires, les prescriptions habituelles retrouvent ici leur raison d'être, dans la mesure toutefois où les circonstances de guerre en permettent l'application : visite de santé bi-mensuelle, par exemple à l'occasion des douches, visite des permissionnaires à leur départ et surtout à leur retour, visite des hommes de renfort. Il y a, d'autre part, tout avantage à traiter les vénériens dans des formations spéciales de la zone des armées même, la diffusion du mal à l'Intérieur en sera d'autant plus réduite.

Prescriptions générales.

Annoncer télégraphiquement tout cas de maladie contagieuse susceptible de prendre une rapide extension épidémique (Circ. 67/S du 29 oct. 1914).

Déclarer à l'autorité préfectorale les maladies infectieuses qui entraînent la désinfection obligatoire. Ce sont, comme on sait : 1° la fièvre typhoïde, 2° le typhus exanthématique, 3° la variole et la varioloïde, 4° la scarlatine, 5° la rougeole, 6° la diphtérie, 7° la suette miliaire, 8° le choléra et les maladies cholériformes, 9° la peste, 10° la fièvre jaune, 11° la dysenterie, 12° les infections puerpérales et l'ophtalmie des nouveau-nés, quand le secret de l'accouchement n'a pas été réclamé, 13° la méningite cérébro-spinale.

Utiliser, le cas échéant, les moyens d'enquête et de diagnostic que constituent les laboratoires de bactériologie de corps d'armée (G. B. C.), le laboratoire d'Armée.

Recourir aux sections d'hygiène et de prophylaxie des groupes de brancardiers de corps et du laboratoire de l'armée pour la mise en œuvre des désinfections particulièrement compliquées ou laborieuses.

MALADIES PROVOQUÉES OU ENTRETENUES

Considérations générales.

Il y a lieu de distinguer, parmi les soldats qui se rendent intentionnellement malades pour se dérober à leurs obligations militaires :

« 1° Ceux qui sont admis dans une formation sanitaire pour une affection qu'ils ont volontairement provoquée ;

2° Ceux qui, se trouvant en traitement pour une maladie qu'ils ont contractée naturellement, entretiennent cette dernière ou en provoquent une nouvelle...

Cette distinction est motivée par les différences à établir, suivant le cas envisagé, dans les sanctions disciplinaires à prendre. » (Circ. 797/S du 23 juillet 1915).

« De tels agissements, analogues à ceux qui ont fait l'objet des circulaires sur la mutilation volontaire, tombent, en effet, sous le coup des lois pénales, et ceux qui s'y livrent comme ceux qui les favorisent, doivent être rigoureusement poursuivis devant les conseils de guerre.

Le fait pour un militaire de se rendre volontairement malade pour se mettre ainsi dans l'impossibilité d'être maintenu à son poste ou d'y accomplir son service est, en effet, constitutif du crime ou du délit *d'abandon de poste*, prévu par le Code de justice militaire. Il peut aussi, suivant les circonstances, revêtir le caractère de *refus d'obéissance* lorsqu'il a intentionnellement pour objet de mettre le militaire hors d'état d'exécuter un ordre. Il convient d'ailleurs d'entendre dans son sens le plus large le mot *poste*, qui signifie l'endroit où le militaire doit être présent pour l'accomplissement de son devoir et de son service. » (Circ. 6.498 du G. Q. G., 10 août 1915).

C'est, semble-t-il, surtout dans les dépôts d'éclopés et les dépôts des corps à l'Intérieur que se transmettent les recettes de maladies simulées ou provoquées. Nous donnons ci-après celles qui recueillent le plus de faveur, renvoyant pour tous autres détails à l'ouvrage de M. le Médecin-Major CHAVIGNY : *Diagnostic des maladies simulées* (Baillère, 1906).

Ictère par acide picrique.

(Circ. 8.910/S du 22 juin 1915 ; 22.971 C/7 du 28 juin 1915 ; 29.567 C/7 du 17 août 1915)

La simulation de l'ictère par ingestion d'acide picrique est assez répandue. La poudre est le plus souvent absorbée sous la forme de boulettes, dans du papier à cigarette, suivant le procédé dont usent les coloniaux pour prendre la quinine en l'absence de cachets.

Déjà, par ses seuls caractères cliniques, l'ictère ainsi réalisé paraîtra fort suspect. D'une teinte jaune très discrète sur les téguments, plus accentuée aux conjonctives, il évolue sans manifestations gastro-intestinales (ni perte d'appétit, ni décoloration des selles), sans retentissement cardio-vasculaire (ni bradycardie, ni souffle systolique), sans pigment ni acide biliaires dans les urines (la réaction de Hay, en particulier, est négative). Les éruptions d'aspect purpurique sont en revanche, fréquentes.

On ne recherchera l'acide picrique et ses dérivés dans les urines qu'après s'être assuré de l'absence des pigments biliaires, la spécificité des réactions pouvant être, dans une certaine mesure, influencée par leur présence.

« 1° *Réaction de probabilité.* — Neutraliser 10 cm³ d'urine, puis les alcaliniser avec une goutte de solution au dixième de soude caustique. Ajouter 5 gouttes d'une solution au cinquième de cyanure de potassium. En chauffant il se produit une coloration rouge foncé si l'urine renferme de l'acide picrique ;

2° *Réaction de certitude.* — Agiter 100 cm³ d'urine additionnée de 1 cm³ d'acide chlorhydrique avec 20 cm³ d'éther, décanter l'éther qui s'est coloré en jaune. Plonger dans l'éther pendant une heure une mèche de laine blanche. Dans le cas de l'acide picrique, la laine prend une coloration jaune qui résiste au lavage à l'eau, et après lavage cette laine jaune prend, lorsqu'on l'imbibe de sulfhydrate d'ammoniaque, une coloration rouge. »

Pour permettre de dépister la supercherie possible, tous les ictériques doivent être réunis et traités dans des formations hospitalières spéciales désignées par le Médecin de l'Armée, et leurs urines analysées par le laboratoire annexe. Les malades convaincus de simulation seront signalés au commandement.

L'acide picrique utilisé n'est autre, très souvent, que celui des approvisionnements des infirmeries ou des formations sanitaires, délivré aux coupables par quelque infirmier complice : il en résulte l'obligation impérieuse pour les médecins-chefs de tenir sous clef ce produit (Circ. 7.945/S du 30 octobre 1915).

Conjonctivites provoquées.

(Circ. 126/S 12 juillet 1915)

La conjonctivite est souvent provoquée à l'aide de poudres irritantes diverses, tabac, ipéca (BAILLART), acides tartrique ou borique (TOURNADE) introduites sous la paupière.

L'affection, toujours monoculaire, affecte d'ordinaire *l'œil droit ;* elle est *localisée au cul-de-sac inférieur*. De nature plus *œdémateuse* qu'inflammatoire, elle ne s'accompagne que d'une *sécrétion médiocre ou nulle*. Au cas très fréquent où la poudre d'ipéca est en cause, le cul-de-sac inférieur découvert frappe par son aspect lavé, œdémateux, sa teinte uniforme gris lilas, rappelant le bourgeon charnu atone. C'est le même aspect, un peu atténué, qu'on rencontre aussi dans la conjonctivite provoquée par l'acide tartrique et par l'acide borique. Soigneusement entretenue par l'intéressé, l'affection résiste à tout traitement, sauf au *pansement cacheté*, de préférence binoculaire.

Pour expliquer la genèse de son mal, le sujet invoque les poussières, un coup de froid, la blennorragie, souvent l'action des gaz suffocants. La véritable étiologie s'affirme par la recherche et la découverte dans le porte-monnaie, la blague à tabac ou la doublure du képi, du petit paquet d'ipéca ou du sachet d'acide tartrique.

Signaler au commandement le soldat convaincu devant témoins de sa supercherie.

Erysipèle simulé.

(Circ. 126/S 12 juillet 1915)

Par la friction du visage avec un emplâtre de thapsia ou de l'huile de croton ou tout autre vésicant, le simulateur détermine une vive inflammation cutanée et même la production de phlyctènes.

L'aspect obtenu peut, de prime abord, donner le change. Mais l'absence de bourrelet périphérique, l'absence de fièvre et de toute réaction générale, mettent rapidement sur la voie du diagnostic exact.

Abcès provoqué.

(Reynes et Agasse-Lafont, *Soc. Chir.*, 6 oct. 1915).

A l'aide d'une seringue de Pravaz, le simulateur s'injecte un peu de pétrole ou de térébenthine dans le tissu sous-cutané. La trace de la piqûre permet souvent de soupçonner l'étiologie de cet abcès de « fixation ».

L'insuffisance ou la bizarrerie des commémoratifs, l'absence d'ecchymose alors qu'un traumatisme est invoqué, l'aspect du pus mal lié et présentant des fragments effilochés de tissu sphacélé, la présence de bulles gazeuses, sans odeur, lorsque, volontairement ou non, le sujet s'est injecté de l'air en même temps que le liquide irritant, sont autant de symptômes propres à renforcer le soupçon.

De son côté, l'examen cytologique et bactériologique montre parfois que le pus est stérile, caractère paradoxal pour une inflammation à marche suraiguë. Ce signe, d'ailleurs, peut manquer, s'il y a eu contamination au moment de la piqûre ou infection secondaire après l'incision.

Enfin, dans ce même pus, l'odorat ou l'analyse chimique permet de déceler la présence de pétrole ou de térébenthine, signe de certitude dont la valeur ne pourrait guère être infirmée qu'au cas où le sujet aurait fait un usage thérapeutique, les jours précédents, de frictions d'essence de térébenthine ou de pétrole, par exemple contre la phtiriase.

Il est rare qu'une exploration méthodique des poches ou du paquetage du sujet ne permette la découverte d'une seringue dont le piston conserve encore l'odeur caractéristique de la substance caustique injectée.

Gale simulée.

L'homme se pique avec une aiguille à coudre dans les espaces interdigitaux et se frotte avec une solution de sel. L'érythème et les sillons ainsi déterminés peuvent induire en erreur un médecin non averti.

On a signalé aussi comme affections simulées : l'uréthrite par l'eau de savon injectée dans le canal, l'albuminurie et la glycosurie par une solution de blanc d'œuf ou de glycose poussée dans la vessie, les plaques muqueuses par brûlures de cigarettes, des plaies chroniques par cautérisations ; mais ces divers procédés sont moins en faveur que les précédents.

Refus de traitement ou d'opération.

Le refus d'intervention se rattache logiquement aux maladies entretenues, puisque le sujet, par son attitude, prolonge les causes de son indisponibilité.

La conduite du médecin en pareille circonstance a été prévue par la circulaire ministérielle du 5 avril 1915 (Classement à l'édition méthodique, vol. 83, page 380).

« D'une façon générale, il importe d'éviter de recourir à une mesure coercitive quelconque. Il appartient au médecin d'user de persuasion, de faire comprendre au soldat le but de la mesure proposée, de lui montrer son véritable intérêt et le bénéfice qu'il peut retirer du traitement ou de l'opération auxquels il hésite à se soumettre. En cas de refus formel, la question est variable, selon le mobile déterminant et la nature du traitement ou de l'opération proposés.

1° Lorsqu'il s'agit de prescriptions légales intéressant à la fois la prophylaxie de l'individu et celle de la collectivité, telles que l'inoculation du vaccin jennerien ou antityphoïdique, le refus de la médication n'est pas admissible.

Celle-ci doit être appliquée d'office dans l'intérêt de la collectivité et le refus peut être, en l'espèce, assimilé à une faute militaire et motiver une répression disciplinaire.

2° Lorsqu'un blessé refuse une méthode simple et non sanglante de traitement, telle que les divers procédés de la physiothérapie (massothérapie, mécanothérapie, thermothérapie, électrothérapie, etc...), de nature à améliorer, sans aucun risque à courir, les infirmités dont il est porteur et à réduire l'incapacité de travail qui en résulte, il peut être assimilé à un simulateur qui entretient ou aggrave intentionnellement sa blessure par refus de soins, avec l'intention de réduire ou de supprimer son aptitude au service et d'augmenter les chances ou le degré de l'indemnisation ultérieure. Il peut encourir de ce fait toute la série des mesures répressives disciplinaires prévues dans le service intérieur des corps de troupe, sans préjudice de l'éventualité de la réduction proportionnelle ultérieure du taux de son indemnité, comme il est indiqué au paragraphe suivant.

3° Le droit de refuser une opération sanglante, avec ou sans anesthésie, est considéré comme absolu par la loi et la jurisprudence, en raison de ce fait que toute opération sanglante comporte un risque de mort ; mais l'exercice de ce droit formel de refus peut entraîner certaines responsabilités, c'est-à-dire exposer le blessé à une réduction dans l'indemnisation ultérieure, notamment dans les deux cas suivants :

a) Lorsque l'opération est très peu importante et surtout ne comporte pas l'anesthésie générale. Exemple : incision d'une collection purulente superficielle ; extraction d'une balle facilement accessible, etc...

b) Lorsqu'une opération est rendue urgente, sans discussion possible, par le fait d'une complication susceptible de conduire à une incapacité importante ou absolue. Exemple : refus de l'énucléation d'un œil blessé en cas de menace d'ophtalmie sympathique ; refus d'amputation d'un membre en cas de gangrène, etc...

En pareille occurrence, il appartient au médecin traitant d'exposer au malade, en conseiller et en ami, que l'opération est sa seule chance de survie ou de guérison prompte ou de moindre infirmité.

Il lui proposera de prendre l'avis d'un ou même de plusieurs médecins consultants, ou encore, éventuellement, l'évacuation sur un centre chirurgical de la région.

Si, malgré tout, le malade persiste dans son refus, le médecin traitant dressera un procès-verbal dans lequel seront exactement mentionnés l'opération proposée et sa justification ainsi que le refus de l'intéressé avec ses motifs. Ce procès-verbal sera signé du malade, du médecin traitant, du médecin chef. Si le malade refuse de signer, il en sera fait mention audit procès-verbal. Le procès-verbal de refus d'opération ou de traitement sera établi en double expédition, dont un exemplaire sera conservé par le médecin chef de la formation sanitaire et un exemplaire adressé au conseil d'administration du corps auquel appartient le blessé.

A la sortie de l'hôpital ou au retour de convalescence, deux cas peuvent se présenter :

1er Cas. — Le blessé a conservé l'aptitude au service armé ou auxiliaire. Il fera retour à son dépôt et sera utilisé jusqu'à sa libération et ultérieurement dans la réserve, selon son aptitude physique définie par l'instruction ministérielle en vigueur.

2e Cas. — Le blessé présente, à sa libération, une réduction variable de sa capacité de travail ou bien il est considéré, à sa sortie de l'hôpital ou ultérieurement, comme incapable de servir et de rentrer au service. Dans les deux cas il sera présenté à une commission spéciale de réforme et examiné, conformément à la législation en vigueur, en ce qui concerne les propositions pour les gratifications de réforme ou les pensions de retraite.

Toutefois, dans l'appréciation numérique de la réduction d'incapacité de travail, les experts, mis en possession du procès-verbal de refus d'opération ou de traitement invariablement annexé aux pièces d'origine du dossier, devront préciser par un chiffre fractionnel, dans les formes habituelles, la mesure dans laquelle l'opération aurait pu réduire le taux total de l'incapacité de travail.

Les propositions seront rédigées en tenant compte du surplus d'impotence fonctionnelle occasionnée par le refus de traitement ou d'opération.

Le comité consultatif de santé ou, à son défaut, la commission consultative médicale, appréciera ultérieurement, au double point de vue de la gravité et de l'incurabilité, la réduction de capacité de travail qui ressort directement à la blessure et celle qui provient du refus d'opération ou de traitement. »

MOUCHES

(Circ. 7.699/S du 2 juin 1915)

Les mouches sont des agents très actifs de propagation des maladies transmissibles. Se posant tour à tour sur des déjections et déchets organiques divers et nos aliments, elles constituent des vecteurs de contages éminemment dangereux. Il faut combattre leur éclosion, et si elles ont pu éclore, les empêcher de nuire.

I. — Moyens à employer contre l'éclosion des mouches et le développement des larves.

Ce sont essentiellement les mesures de propreté que réclame l'hygiène des cantonnements : *incinération* et, à défaut, *enfouissement et désinfection des résidus organiques de toutes sortes* (excréments, fumiers, ordures ménagères, issues d'abat...), qui attirent les insectes et abritent leur ponte ; désinfection de l'aire des fumiers, des puisards, des fosses à purin et des caniveaux, du sol des écuries, etc...

Sans revenir sur ces diverses pratiques, il convient de rappeler que le *sulfate ferrique* en poudre ou en solution à 10 % est particulièrement recommandable pour atteindre au but particulier qu'on se propose. On l'associera aussi à l'huile lourde de houille suivant la formule :

Sulfate ferrique................	2 kg. 500
Huile lourde de houille.........	500 cm³
Eau..........................	10 l.

Le mélange précédent suffit au traitement hebdomadaire

Pour la destruction des larves pondues sur le crottin, de deux mètres cubes du contenu des latrines.

ROUBAUD conseille d'utiliser la chaleur de fermentation du fumier, dont la température atteint dans la profondeur 70 à

80° alors que les larves sont tuées à 50° ; pour cela, on enfouit le fumier « neuf » dans les amas déjà en fermentation.

II. — Protection contre l'insecte ailé.

Dans les cuisines, les dépôts de vivres, les ouvertures seront grillagées avec de la toile métallique ou de la gaze, les aliments protégés dans des garde-manger, le pain ensaché.

On maintiendra, si possible, les pièces dans une demi-obscurité.

Dans les locaux on se débarrassera des insectes soit en disposant dans des assiettes la solution suivante :

Formol	10 gr.
Lait	20 gr.
Eau	70 gr.

où le lait peut être, à défaut, remplacé par le sucre ;

Soit en exposant du *papier tue-mouches* de préférence près des fenêtres et de la lumière. Ce papier s'obtient facilement en mélangeant à chaud 400 gr. de colophane ou de résine (préalablement concassée) et 100 gr. d'huile de ricin ; on agite et on étale à chaud sur des bandes de papier fort (PENAU).

Une autre formule comporte :

Poix de Bourgogne	57 gr.
Huile blanche	25 gr.
Glucose	28 gr.

On chauffe ensemble les deux premières substances, on ajoute ensuite la troisième ; le mélange est étendu sur du papier d'emballage ;

Soit encore au moyen de la *poudre de pyrèthre* projetée par insufflation sur les murs, meubles, etc., ou comburée sur une plaque de métal à raison de 5 gr. par mètre cube ; n'opérer qu'après fermeture des portes et des fenêtres et laisser l'insecticide agir plusieurs heures ;

Soit enfin à l'aide de *vapeurs de crésol*. On emploiera 5 gr. de crésol par mètre cube du local à traiter ; le liquide est placé dans un récipient métallique et chauffé au moyen d'un réchaud, d'une lampe à alcool, etc. Dès que le crésol bout, il dégage d'abondantes vapeurs, d'abord blanches, puis grises ou bleuâtres, très toxiques pour les mouches (et aussi pour les moustiques) absolument inoffensives pour les personnes et sans action détériorante sur les objets. Quand la pièce est remplie de vapeurs bleuâtres on y pénètre pour éteindre le feu, on referme et on laisse les vapeurs agir pendant quatre à six heures avant d'aérer la pièce (Pottevin).

Dans les salles d'hôpital on protégera les malades et blessés graves et particulièrement ceux qui sont porteurs de blessures à la tête, contre l'importunité des mouches par l'emploi d'un voile de gaze ou de moustiquaires improvisés (Circ. 9.910/S, 26 juin 1915).

MUTILATIONS VOLONTAIRES PAR COUP DE FEU

Les blessures par coup de feu à bout portant, surtout lorsqu'elles ont été reçues à la main gauche, qu'elles épargnent le squelette et que l'orifice d'entrée, tatoué de poudre, intéresse la face palmaire, éveillent le soupçon d'une mutilation volontaire et doivent être l'objet d'une expertise médico-légale dont M. le médecin-major Chavigny a donné récemment les règles en deux excellents articles (*Ann. d'Hyg. publique et de Méd, légale*, juillet 1915, p. 4-21 ; *Paris Médical*, 13 mars et 9 octobre 1915).

Règle de conduite du médecin.

D'abord quelle doit être la conduite du médecin qui se croit en présence d'un mutilé volontaire ? Le signalera-t-il à l'autorité militaire *comme tel ?* ou bien, se considérant lié par le secret médical, gardera-t-il le silence ?

Comme l'écrit très justement M. le médecin-major Chavigny « le blessé qui vient de la ligne de feu et qui se présente au poste de secours ou à l'ambulance puis, plus tard, à l'hôpital pour y être soigné ne peut être considéré comme un client qui vient se confier au médecin de son choix. Le médecin auquel il s'adresse est un médecin de collectivité, médecin expert permanent de par sa fonction, de par son grade, et ce médecin ne saurait se soustraire à l'obligation stricte qui lui incombe de rendre compte au commandement de tous les faits généraux intéressant la discipline. Oui, en effet, et sans discussion possible, le médecin militaire est un *expert permanent ;* mais où les difficultés commencent, c'est quand il s'agit de savoir ce qu'il peut dire, à qui il peut le dire et comment il doit le dire. A notre avis, ajoute plus loin M. Chavigny, il doit signaler au commandement tous les cas, sans exception, dans lesquels une blessure reçue aux courtes distances a porté sur une région du corps susceptible de mutilation volontaire, mais il doit seulement les signaler dans ces termes : « *Blessure à courte distance ; une enquête est nécessaire pour savoir dans quelles conditions cette blessure a été reçue.* » C'est rigoureusement tout ce que peut dire le médecin. En s'en tenant à ces termes, il ne dit que ce qu'il sait et il ne se porte pas dénonciateur. »

Les conséquences particulièrement graves que comportent les conclusions du médecin légiste à l'égard des mutilations volontaires exigent de cet expert une compétence réelle, une prudence et une conscience extrêmes. Il ne doit jamais se départir de la plus exacte impartialité, ni s'immiscer dans les questions d'ordre purement judiciaire. Se cantonnant étroitement dans son rôle médico-légal, il prendra une connaissance attentive des données de l'affaire, des dépositions de tous les témoins ; il notera les aveux de l'inculpé tout en se gardant de les provoquer, car tout médecin psychiâtre sait avec quelle facilité on risque de suggérer involontairement aux débiles intellectuels des pseudo-aveux, simples reflets de la pensée de celui qui les interroge.

Il ne négligera pas cependant d'enregistrer dans son rapport les dires spontanés des blessés, pour juger s'ils s'accordent ou non avec les constatations de l'examen lui-même ; mais il aura soin de les faire précéder d'une mention significative et claire : l'inculpé dit que..., il affirme que...

« Lorsque des doutes subsisteront sur l'origine de la blessure après les premières constatations médicales, un nouvel examen sera pratiqué par les soins du Directeur du Service de Santé de l'Armée. Ce dernier pourra, en cas d'empêchement absolu, désigner pour procéder à sa place, à l'expertise, un médecin militaire d'un rang plus élevé que celui qui aura effectué les premières constatations. » (Circ. 6.275 du G. Q. G., 27 novembre 1914).

« Les résultats des examens médicaux ne peuvent d'ailleurs servir de base unique à une condamnation pour mutilation volontaire. Ils doivent être corroborés par d'autres éléments de preuve et il est essentiel à ce point de vue que l'instruction de cette catégorie d'affaires soit conduite avec le plus grand soin » (Circ. 4.892 du G. Q. G., 12 mai 1915).

« L'exécution de ces prescriptions, tout en assurant un contrôle nécessaire ne devra en aucun cas entraver la répression énergique et rapide des mutilations volontaires. » (Circ. 6.275 du G. Q. G., 27 nov. 1914).

L'expertise d'un cas de mutilation présumée volontaire comporte : l'expertise de la blessure, l'examen général du sujet.

I. — Expertise de la blessure.

Il est indispensable qu'elle ait lieu précocement, avant toute intervention, si possible avant tout pansement qui risque de modifier l'aspect des lésions.

D'une manière générale la mutilation volontaire siège sur un petit segment de membre (doigt, main, pied) et à gauche, du moins chez les droitiers. Un gaucher se blesserait plus volontiers à droite. Les blessures offrent un aspect différent suivant l'arme qui les a produites, la distance à laquelle le coup de feu a été tiré. Il convient, dans la description, de tenir compte de ces facteurs et de distinguer les cas suivants :

1° *BLESSURE PAR FUSIL DE GUERRE FRANÇAIS 1886*

a) *Lésions produites à bout portant, le canon au contact des tissus*

Sur le tégument non protégé par des vêtements les deux caractéristiques du coup de feu à bout touchant sont : *l'éclatement et le tatouage.*

L'éclatement est fonction de l'expansion des gaz à la sortie du canon et nullement du projectile lui-même : la preuve en est dans ce fait que la cartouche à blanc suffit à le réaliser : c'est une lésion par explosion.

Le tatouage que l'on observe dans le coup de feu à courte distance est fonction de la déflagration de la poudre : il s'agit d'un dépôt de matières pulvérulentes, noires, imprégnant les couches épidermiques les plus superficielles et susceptible de s'enlever par grattage ou friction. C'est une sorte *d'enfumement.* Un peu d'attention permet de ne pas confondre ce tatouage avec les marques d'un manque prolongé de soins de propreté ou avec les traces de manipulations de charbon ou autres substances colorées. Du sang coagulé, les traces de brûlure des doigts chez les fumeurs ;

l'application de teinture d'iode, ne donnent pas davantage le change à un observateur averti.

Il importe de distinguer ce tatouage de l'incrustation tégumentaire des grains et lamelles de poudre non brûlés : cette projection, dont les effets ne sont pas perceptibles dans le cas des coups de feu à bout touchant sont au contraire très apparents quand il s'agit de coups de feu tirés aux courtes distances.

Doigts. — Si le doigt a été posé sur l'extrémité du canon, il est amputé par arrachement. Sur les portions du tissu restées en place du côté de l'orifice d'entrée, habituellement palmaire, on trouve un tatouage noir foncé, sous forme d'un liseré, ne dépassant généralement pas de 3 à 5 mm.

Si le doigt a été appuyé sur le canon du fusil, les autres doigts fléchis se trouvent placés un peu plus bas, le long de l'arme et ne portent aucune trace de tatouage ; au contraire, s'il s'agit de mutilations accidentelles, ce tatouage intéresse plusieurs doigts à un même niveau sensiblement. Une constatation de ce genre peut permettre d'établir avec une suffisante certitude la position qu'occupait la main quand le coup de feu a été tiré.

Main. — Le coup de feu intéresse fréquemment le premier espace interosseux. Tiré à bout touchant, dans la paume de la main, il y provoque un très large éclatement de l'orifice d'entrée, un peu moindre de l'orifice de sortie.

L'orifice d'entrée est représenté par un vaste délabrement avec lambeaux cutanés triangulaires, décollés sur une étendue de 4 à 5 centimètres environ, souvent éversés en dehors, repliés sur leur base ou roulés sur eux-mêmes. La plaie centrale est en forme de cratère avec perte de substance. Une portion du squelette métarcarpien est presque toujours intéressée et pulvérisée. Sur la face dorsale, éclatement étoilé, sorte de puits béant. Sur l'extrême pointe des lambeaux palmaires on note habituellement le petit liseré de tatouage noir sur une largeur de 5 millimètres environ.

Avant-bras. — Si le coup de feu à bout touchant est tiré au niveau de l'espace interosseux, à peu de distance au-dessous du poignet, on constate. du côté de l'orifice d'entrée, un éclatement étoilé de 5 cm. environ, avec bref noircissement de la pointe des lambeaux, tandis que sur la face dorsale, existe une longue déchirure cutanée, parallèle à l'axe du membre, de 10 cm. d'étendue, au centre de laquelle apparaissent les tendons complètement disséqués. L'expansion gazeuse a été en quelque sorte canalisée par le squelette de l'avant-bras.

Bras ou segments larges. — Si le coup de feu est tiré à bout touchant sur une portion de membre largement garnie de muscles ou sur les parties molles du tronc, on voit vers l'orifice d'entrée une perte de substance circulaire et béante de 10 à 12 millimètres de diamètre et le tissu cellulaire souscutané est détruit avec décollement en cratère. On retrouve sur le pourtour de l'orifice d'entrée le liseré habituel de tatouage. L'orifice de sortie, si le membre est épais, ne porte la trace que du passage de la balle même, l'effet de l'expansion gazeuse s'étant épuisé dans les muscles antérieurs réduits à l'état de bouillie.

Dans le cas ou la balle a provoqué une fracture comminutive de l'os, l'orifice de sortie peut être augmenté dans ses dimensions, conformément aux lois habituelles de la chirurgie d'armée.

Coups de feu tangentiels. — Le segment de membre peut n'être intéressé que sur un de ses bords.

S'il s'agit d'un doigt, on observe alors un éclatement latéral. Les plaies d'entrée et de sortie, généralement palmaires et dorsales, se rejoignent sur la face latérale du doigt en une plaie large, éclatée et l'extrémité inférieure du doigt n'est plus retenue que par un lambeau constitué par la face du doigt opposée à l'échancrure.

De même, sur le bord latéral de la paume de la main ou latéralement sur le bras, la blessure tangentielle à bout touchant n'a pas d'autre caractère particulier que la conjonction des éclatements de la plaie d'entrée et de la plaie de sortie. Dans tous les cas, le tatouage noir des bords extérieurs des lambeaux de la plaie d'entrée est constant.

b) *Lésions produites par coup de feu à courte distance.*

Suppression des effets d'éclatement, intensité et grande étendue du tatouage, piqueté d'incrustation de la poudre non brûlée, tels sont les caractères qui se présentent en ce cas.

Dès que la distance atteint 5 millimètres, les effets d'arrachement s'atténuent et à 2 centimètres, ils cessent de se produire. Les gaz, en effet, s'échappent immédiatement par les zones de moindre résistance, c'est-à-dire par l'air ; ils ne traversent les tissus que si aucune autre voie d'échappement ne leur est laissée.

Après coup de feu de 2 à 5 cm. de distance, on observe un orifice circulaire de 6 à 10 millimètres situé au centre d'une zone de tatouage noir de 10 centimètres de diamètre. Cette zone noire et les régions voisines, sur un diamètre total de 15 centimètres environ, sont le siège d'une incrustation par de petites lamelles de poudre, rectangulaires, ayant jusqu'à 1 millimètre de long, qui ont échappé à la combustion et qui, projectiles accessoires, sont venus s'implanter dans les parties les plus superficielles du revêtement cutané.

A 10 centimètres de distance la zone de tatouage noir est un peu moins foncée ; elle diffuse sur une largeur de 15 centimètres environ et elle est entremêlée d'un piqueté de poudre.

A 20 centimètres de distance, plus de tatouage ; seul persiste un piquetage assez discret.

A plus de 50 centimètres, l'orifice d'entrée du projectile ne s'accompagne plus ni de tatouage ni de piqueté ; mais quelle que soit la distance, très réduite ou très grande, il est d'observation constante d'apercevoir, au pourtour de la plaie, une petite auréole noire très nette, parfaitement circulaire qui représente *l'essuyage* de la balle à son entrée dans les tissus.

c) *Coup de feu tiré à bout portant ou à courte distance au travers des vêtements.*

Lorsque la région sur laquelle a porté le coup de feu était recouverte de vêtements, l'expert doit soigneusement noter la position et les dimensions des déchirures des diverses pièces de vêtement aussi bien à l'orifice de sortie qu'au niveau de l'orifice d'entrée. Toute discordance dans les constatations peut être fort intéressante.

Un coup de fusil sur drap de capote ou de veste à bout touchant produit un vaste éclatement crucial de 7 centimètres de dimension. Au centre, le tissu est longuement effiloché et la portion exactement centrale a disparu sur une étendue de 2 centimètres. La doublure sous-jacente présente un éclatement de dimension et de forme exactement équivalentes avec cette particularité toutefois que la face externe des lambeaux est vers la pointe teintée du tatouage noir sur 1 centimètre de hauteur environ.

A 5 centimètres de distance on obtient un orifice d'entrée régulièrement déchiqueté et large de 4 centimètres : la pointe des lambeaux de l'étoffe porte sur 1 centimètre environ la trace, très peu perceptible, d'une brûlure : il semble que le velu de l'étoffe ait été rasé et on voit des reflets d'un brun noir ; sur une zone assez régulièrement circulaire, d'un diamètre de 15 centimètres, les lamelles de poudre non brûlées se sont inscrustées dans les poils de l'étoffe. Ce piquetage résiste un certain temps au brossage ; certaines lamelles ne tombent même que par un grattage assez attentif avec l'ongle.

Un coup de fusil à 20 centimètres de distance produit sur le drap une perforation circulaire à l'emporte-pièce de 6 millimètres, bordée d'une zone roussâtre de 3 centimètres 1/2 de diamètre avec un semis de lamelles de poudre réparties sur 15 centimètres mais bien moins incrustées dans l'étoffe que dans le cas précédent.

A 35 centimètres de distance il n'existe plus qu'un petit orifice présentant une perte de substance de 2 millimètres avec trace d'essuyage de la balle en liseré net sur un diamètre de 5 millimètres. Les lamelles très peu nombreuses sont très dispersées et peu adhérentes.

A partir de 50 centimètres l'orifice de passage de la balle n'offre plus de caractères spéciaux.

Linge blanc. — Par coup de feu au contact, le linge explose sur une largeur de 8 centimètres avec effilochage longuement étiré ; les pointes des lambeaux sont légèrement noircies sur la face extérieure.

A 10 centimètres, l'orifice central effiloché de 1 cent. 1/2, est entouré d'une zone de noircissement large de 8 centimètres de diamètre : la toile est criblée de petits points microscopiques par où sont passées les lamelles de poudre non brûlées.

A 20 centimètres, l'orifice central arrondi de 6 centimètres, à bords légèrement effilochés, est encerclé (essuyage de la balle) d'un tracé noir de 1 millimètre d'épaisseur et d'une zone diffuse noire, peu accentuée.

A 30 centimètres, l'orifice ne présente plus de caractères particuliers.

Cuir. — Dans le coup de feu à bout touchant le cuir de la chaussure présente un éclatement en étoile de 9 centimètres. Le trou de la semelle est un simple orifice de 6 millimètres à bords légèrement éversés en dehors.

Dès que le tir se fait à 3 millimètres, l'éclatement n'existe plus : l'orifice de 6 à 8 millimètres est circulaire, avec zone de brûlure circonscrite au bord.

A 5 centimètres, orifice circulaire de 3 millimètres et au pourtour, semis d'un granulé qui a éraflé le cuir, le rendant comme velu sur une zone de 4 centimètres de diamètre.

A 15 centimètres de distance, on n'observe plus que l'orifice d'entrée seule.

En somme, le vêtement quel qu'il soit, retient à sa surface, les tatouages et incrustations de poudre ; les autres caractères des plaies ne sont pas modifiés. Ainsi, par exemple, au contact et au travers de la chaussure, les orteils et le tarse présentent des lésions d'éclatement qu'on eût rencontrées sur les mêmes régions si elles avaient été dépourvues de vêtements, mais tout tatouage manque. *Il convient, dans les cas de ce genre, d'additionner en quelque sorte les constatations faites sur les vêtements avec celles qu'on relève sur le membre atteint.*

2° *BLESSURES PAR LE FUSIL ALLEMAND*

Contrairement à ce qu'on aurait pu supposer d'après l'identité du diamètre des projectiles et l'analogie des poudres employées, les blessures à bout touchant, déterminées par le fusil allemand et le fusil français, diffèrent assez nettement : le tatouage par combustion de la poudre de la cartouche allemande est moins intense et moins étendu, et, d'autre part, la combustion de cette poudre étant complète on n'observe, en aucun cas, la projection et l'incrustation dans les téguments de lamelles analogues à ce qui a été constaté avec le fusil français.

A bout touchant, le fusil allemand provoque l'éclatement des doigts, le délabrement de la paume de la main, la production de cratères sous-cutanés, larges, au niveau du bras, etc..., effets identiques à ceux que nous avons plus haut décrits.

A 10 centimètres de distance de tir on obtient un orifice d'entrée cutané de 4 millimètres de diamètre avec une zone centrale de tatouage très noir de 9 millimètres de large ; puis, sur une étendue totale de 4 centimètres, un tatouage beaucoup plus léger.

A 20 centimètres de distance le tatouage noir est à peine perceptible, même sur une surface de peau très blanche ; et à toute distance supérieure le tatouage ne se produit plus. Lorsque l'orifice de pénétration de la balle n'est plus marqué par des accidents d'éclatement, cet orifice est toujours encerclé d'un mince liseré, marque d'essuyage de la balle.

3° *BLESSURES PAR REVOLVER 1874*

Au contact : éclatement avec zone de tatouage. A 5 centimètres, orifice de 10 millimètres, zone noire de tatouage dispersée sur 3 cent. 1/2. A 10 centimètres : zone de tatouage moins foncée, à 25 centimètres, le tatouage disparaît. Dans certains cas le disque mince en laiton qui fait partie de la bourre se sépare du projectile et vient produire sur le tégument cutané une sorte d'incrustation circulaire dont on pourrait méconnaître l'origine si on ignorait cette particularité.

4° *BLESSURES PAR REVOLVER 1892*

L'orifice de la plaie est généralement de dimension un peu plus faible ; les lésions et le tatouage sont absolument comparables à ceux que provoque la cartouche de revolver 1874.

Si les coups de feu par revolver atteignent une partie du corps recouverte des vêtements, le tatouage est modifié dans les mêmes conditions que ce qui a été observé à propos du fusil.

Autres modes de mutilations volontaires.

Les difficultés d'expertise peuvent être singulièrement accrues par le mode de mutilation perfectionné qu'emploient certains sujets très avertis, dans le but de faire disparaître les signes objectifs révélateurs de leur acte criminel :

On aurait rencontré des MUTILATIONS PROVOQUÉES : ces mutilations s'obtiendraient en laissant dépasser *volontairement* une main au-dessus de la tranchée, ou au créneau. Il est à remarquer que, dans ce cas, les constatations médico-légales ne peuvent être d'aucun appoint à une inculpation. L'affaire est entièrement du domaine de la discipline, de la surveillance aux tranchées.

Les MUTILATIONS MACHINÉES donnent lieu à des expertises fort ardues. Le mutilé prétend que l'accident est arrivé fortuitement lorsqu'il nettoyait son fusil. La blessure intéresse, suivant le cas, soit la main gauche, soit le pied droit. L'expertise sera bien rarement probante. Parfois cependant on peut noter que la lésion observée ne correspond nullement aux conditions dans lesquelles le mutilé prétend s'être trouvé.

Une autre sorte de mutilation machinée, est celle qui a été signalée par la note 8.820/S du grand Quartier Général le 21 juin 1915 : certains sujets se mutilent en ayant soin d'envelopper au préalable le membre d'un linge mouillé qui absorbe le tatouage. Dans ce cas, les effets explosifs permettront quand même de régler l'expertise.

Les MUTILATIONS A DEUX ont été citées comme utilisées par d'anciens soldats de corps disciplinaires ; même le truquage aurait été compliqué, le coup de feu étant tiré au travers d'un bidon destiné à absorber le tatouage et les gaz d'explosion.

II. — Examen général et mental de l'inculpé.

Il est bon de ne pas négliger l'examen général, car on peut découvrir telle autre lésion ou blessure, qui, reçue au cours du même combat, peut fort bien expliquer l'existence et les conditions spéciales de la blessure qu'on avait d'abord classée comme mutilation volontaire. La guerre de tranchées actuelle, par la proximité des assaillants, créé des conditions de combat fort imprévues.

Enfin, une expertise mentale, au moins sommaire, doit être faite obligatoirement dans tous les cas de mutilation volontaire et cette expertise ne saurait être valablement faite que par des médecins au courant de ces sortes d'examens. Les cas d'aliénation mentale sont, en effet, plus fréquents dans l'armée qu'on n'est porté à se l'imaginer et spécialement à l'époque actuelle où le triage préalable à l'incorporation est forcément insuffisant. Les conditions de la guerre étant productrices de troubles mentaux, il faut particulièrement porter son attention sur la recherche des troubles psychiques. La fréquence des mutilations chez les débiles intellectuels est bien connue et la signature de leur état de faiblesse intellectuelle se trouvera dans les circonstances d'accomplissement de l'acte : les pauvres d'esprit ne seront naturellement pas capables de machiner une combinaison qui soit quelque peu vraisemblable. Seront encore susceptibles de se mutiler : des persécutés, des mélancoliques, des paralytiques généraux, des délirants chroniques ou aigüs, etc...

III. — **Discussion des constatations médico-légales ; Contrôle expérimental.**

Lorsque l'expert aura relevé, avec soin dans son rapport, toutes les circonstances médico-légales perceptibles, il fera bien d'expliquer, de préparer ses conclusions par quelques mots de discussion destinés à faire comprendre au juge la portée exacte de ses déductions.

Toutes les fois que les circonstances le permettront, un expert consciencieux, après s'être formé une opinion sur les conditions de distance dans lesquelles le coup de feu à été tiré, devra essayer de reproduire expérimentalement, des lésions identiques à celles qu'il a noté sur l'inculpé. Si l'expérience réussit, il peut être très affirmatif dans son rapport, sinon il fera sagement d'être très réservé.

POUX ET DÉSINSECTION

Circ. 165/S du 4 nov. 1914, 13.558 C/7 du 5 nov. 1914, 5.765/S du 25 avril 1915).

Le procès de la vermine et des dangers qu'elle crée n'est plus à faire. Il suffit de rappeler que les poux, les punaises, etc., sont les agents transmetteurs de deux maladies redoutables des armées en campagne : le typhus exanthématique et la fièvre récurrente, et que la déverminisation constitue l'acte prophylactique essentiel de ces infections.

Notions générales.

Il existe trois variétés de poux :

1° Les poux de tête ; 2° les poux de corps ou de vêtements ; 3° les poux du pubis (morpions).

La phtiriase se reconnaît :

1° Par la constatation de parasites adultes ; 2° par l'existence des lentes (œufs) à la base des cheveux ou des poils. Les poux du corps déposent leurs œufs de préférence dans les coutures et les plis des vêtements : c'est là qu'il convient de les rechercher. On ne rencontre l'adulte sur la peau qu'au moment où il pique l'homme pour se nourrir ; 3° par les lésions cutanées : taches bleues, caractéristiques des poux du pubis ; lésions de grattage, d'irritation cutanée (papules, pyodermite) ; pigmentation spéciale des téguments (poux de corps), notamment au niveau des parties serrées par les vêtements (ceinture, aisselles) ; ne pas confondre cette mélanodermie avec celle de la maladie d'Addison.

Leur siège de prédilection est, comme on voit, différent de celui de la gale.

Mesures hygiéniques.

Les précautions ci-après s'imposent pour les porteurs de poux :

1° *TOILETTE ET LOTIONS ANTIPARASITAIRES*

Couper les cheveux ras, à la tondeuse, ainsi que la barbe. Recueillir sur un papier étalé les débris de cheveux et de poils et les brûler. Faire prendre un bain-douche pendant lequel la tête et le corps sont savonnés avec soin. Le savon détruit un grand nombre de poux, mais il est indispensable d'en compléter l'action par des onctions faites avec l'une des préparations antiparasitaires suivantes :

a) Huile camphrée ou alcool camphré au 1/10e ;

b) Eau chloroformée à 5 p. 1.000 ;

c) Mélange à parties égales d'huile et de pétrole ;

d) Vaseline au xylol (90 gouttes de xylol pour 30 gr. de vaseline) ;

e) Solution d'anisol avec :

Anisol	5 cc.
Alcool à 90°	50 cc.
Eau	45 cc.

f) Benzine : très recommandée par Letulle. Pour la tête, appliquer sous un bonnet qui enveloppe tout le cuir chevelu une compresse largement imbibée de benzine. Pour le corps, le sujet étant couché, placer sur la poitrine et dans le dos, entre la chemise et le drap du lit une compresse sur laquelle on aura versé une quinzaine de gouttes de benzine ; la chaleur du corps volatilisera peu à peu la benzine et les poux seront rapidement détruits ;

g) Onguent gris pour les poux du pubis. Afin d'éviter les accidents d'intoxication mercurielle il est prudent de ne l'employer que pour des frictions localisées (pubis, aisselles) et de l'enlever deux heures plus tard par un bain savonneux. Lorsque les cils et les sourcils sont envahis, ou lorsque les sujets étant très velus, les parasites se sont généralisés, donner la préférence à la vaseline au précipité jaune à 1/50e.

Ces diverses préparations sont très efficaces à l'égard des

parasites, mais non des œufs. Il faut donc les renouveler jusqu'à disparition des lentes, c'est-à-dire pendant les cinq à six jours que celles-ci mettent à éclore. Le vinaigre chaud attaque bien la chitine des œufs, mais il faut surveiller l'irritation cutanée que son emploi est susceptible de provoquer.

Comme mesure préventive, porter sur la peau un sachet de camphre, de naphtaline ou de soufre, ou un morceau de drap imbibé de xylol, de benzine ou de goménol, substances qui éloignent les parasites.

2° *DÉSINFECTION DES VÊTEMENTS*

Pour les sous-vêtements de toile ou de coton, *ébullition*, pendant dix minutes, dans de l'eau, ou, mieux, dans une solution de carbonate de soude à 5 p. 1.000, puis lessivage.

Pour les vêtements on adoptera, suivant les circonstances, l'un des procédés suivants :

a) *Sulfuration.* — On sait que la sulfuration (Voir p. 79) est plus efficace quand, aux vapeurs d'acide sulfureux, on mélange quelques vapeurs d'acide sulfurique. Dans ce but, disposer le vase qui contient le soufre dans un récipient garni d'eau. Ce dispositif protège au surplus contre les risques d'incendie ; il est à recommander dans les chambres de sulfuration improvisées (wagon, fourgon, caisse, tonneau), dont l'étanchéité n'est habituellement pas parfaite ;

b) *Passage à l'étuve à vapeur* fluente ou sous pression. Quelques minutes suffisent pour détruire les poux et les lentes (Voir p. 85) ;

c) *Repassage des vêtements avec un fer bien chaud*, en insistant sur les coutures et les plis. C'est un moyen de fortune auquel on peut éventuellement recourir faute de mieux.

Lorsque la désinfection ne peut être pratiquée de suite, il y a lieu de placer les vêtements et sous-vêtements dans un récipient fermé, de préférence dans une boite métallique à couvercle. En les aspergeant de 40 à 50 cm³ de benzine, on tue les poux vivants en quinze ou vingt minutes ou bien on les endort suffisamment pour rendre momentanément inoffensive la manipulation du linge et des effets. Mais les vapeurs de benzine ne détruisent pas les œufs, qui sont protégés par leur enveloppe de chitine. En sorte que si l'on ne procède pas ultérieurement à une désinfection complète, les lentes écloront dans les 7 jours suivants. Se rappeler que les vapeurs de benzine sont inflammables.

Pour terminer avec les procédés de désinfection des vêtements, citons enfin la *fumée du tabac* qui, d'après JOUSSEAUME (*Bull. Acad. Méd.*, 12 juin 1915), serait un procédé de destruction des poux, mais non des lentes, efficace et facile à mettre en œuvre. Il nécessite tout au plus un tube de caoutchouc pour l'enfumage, par le sujet lui-même, de ses sous-vêtements, où se tiennent les parasites.

A défaut des procédés énumérés, il faut recommander aux hommes, quand ils sont au repos, de changer d'effets et de suspendre en plein soleil, loin des abris, leurs vêtements retournés : le pou est un être fragile que tue un jeûne de quelques jours.

3° DÉSINFECTION DES LOCAUX D'HABITATION

Incinérer la paille de couchage ;

Arroser le sol copieusement avec une solution de crésyl à 3 % ou tout autre liquide antiseptique énergique, en insistant principalement au niveau des angles ;

Badigeonner les murs au lait de chaux sur une hauteur de 1 m. 50.

Plan d'une station d'épouillage.

La lutte contre les poux dans une collectivité qui en est infestée, ne peut être efficace que si les diverses mesures décrites et qui visent la propreté corporelle, la désinfection du linge et des vêtements, la déverminisation des locaux sont mises en œuvre *simultanément* et à *l'égard du groupe entier*.

En conséquence, les opérations doivent être conduites d'après le plan suivant, dont la rigueur tolère seulement les retouches de détail que peuvent exiger les circonstances de temps et de lieux :

1° Il convient d'établir près d'un cours d'eau ou d'un lavoir une station de « désinsection » comportant les divers locaux suivants, *placés en succession*, de manière que le défilé des entrants se poursuive avec ordre, sans retour sur lui-même.

a) Une *salle d'attente* où le coiffeur, pourvu d'un double jeu d'instruments qu'il désinfecte et emploie alternativement, tond impitoyablement cheveux et barbe : les poils recueillis dans un papier étalé sont brûlés :

b) Une *salle de déshabillage* où l'homme quitte ses vêtements et son linge de corps et en fait deux ballots distincts qu'il remet contre un jeton au guichet d'une pièce adjacente (*vestiaire n° 1* des vêtements à désinfecter) ;

c) *Une salle de douches* ordinaire ou du type improvisé décrit ailleurs ;

d) *Une salle de réhabillage* où le sujet, après s'être lotionné tout le corps et surtout la tête et les régions velues avec une solution parasiticide, revêt du linge de corps propre et des vêtements d'attente. Ceux-ci lui sont remis au guichet d'un *vestiaire n° 2* attenant, où des collections d'effets doivent être constituées en quantité double du nombre d'hommes chaque jour traités.

2° Tandis que ces opérations se poursuivent, le linge et les vêtements parasités sont déverminisés par les soins du vestiaire n° 1. Le linge de corps est ébouillanté pendant dix minutes dans des lessiveuses disposées à proximité, puis remis à son propriétaire, qui en achèvera le lavage au ruisseau ou au lavoir.

Quant aux capotes, pantalons, etc., ils sont accrochés avec leur marque distinctive aux porte-manteaux d'une chambre de sulfuration voisine. Ils y subiront, tout déployés, pendant six à huit heures, l'action des vapeurs d'anhydride sulfureux.

Ils seront échangés le lendemain matin contre les vêtements de prêt qui subiront à leur tour la sulfuration.

3° D'autre part et dans le même temps le cantonnement qui loge la compagnie douchée doit être désinfecté, la paille brûlée, les murs et le sol arrosés d'un lait de chaux ou de crésyl à l'aide d'un pulvérisateur type Vermorel. De la paille fraîche y est apportée.

Comme toutes ces mesures comportent quelque danger de contagion parasitaire pour ceux qui les mettent en œuvre, il convient que les désinfecteurs observent les précautions suivantes :

1° Revêtir, pendant l'accomplissement de leur tâche, des vêtements de corvée serrés au cou, aux poignets, aux chevilles ;

2° Le travail terminé, prendre un bain savonneux, se frotter le corps avec une lotion parasiticide et changer de linge.

La durée de ces opérations, méthodiquement réglées par un horaire strict, n'excédera pas vingt-quatre heures. Quant au nombre des hommes journellement traités, il dépendra naturellement de l'importance de l'installation, de la capacité de la salle de douche en particulier et pourra varier de 1 à 2 compagnies.

Tout dépôt d'éclopés, toute formation sanitaire doit être en mesure de pratiquer pour son propre compte l'épouillage de ses entrants (Circ. 5.765/S du 25 avril 1915).

Service de désinsection dans un hôpital.

(Letulle et Bordas *Rev. d'Hyg. et de Police sanitaire* 1915, p. 245)

Un organe d'épouillage doit être prévu, dans les hôpitaux, pour traiter les entrants atteints de phtiriase et préserver les malades déjà hospitalisés des désagréments et des dangers d'une transmission de parasites. Une telle installation serait évidemment de toute rigueur dans un hôpital de typhiques. L'entrée des salles ne peut être permise qu'aux malades bien nettoyés, pourvus de linge et d'effets propres.

Pour arriver pratiquement à ce résultat, il faut disposer d'un local isolé, bien que voisin du bureau des entrées et de la salle de garde.

La pièce aura son sous-sol cimenté, ses parois ripolinées ou blanchies à la chaux. Une grande fenêtre, et, la nuit, des lampes électriques ou à acétylène dispenseront largement la lumière.

Le mobilier comportera : une baignoire et son chauffe-bain ; un chariot roulant ou une longue table recouverte de toile imperméable ; deux armoires contenant, l'une des instruments de coiffeur, des désinfectants, des solutions antiparasitaires ; l'autre le linge nécessaire (serviettes, couvertures, tabliers, etc.), et la tenue spéciale que doit revêtir l'infirmier pour se protéger lui-même.

On disposera, pour recueillir et transporter les vêtements parasités, de récipients métalliques en nombre suffisant et de dimensions telles qu'ils puissent être introduits directement dans l'étuve, sans que leur contenu soit l'objet de nouvelles manipulations.

Deux infirmiers, spécialement dressés et éduqués, seront chargés du service : ils doivent connaître les caractères distinctifs des parasites, ne négliger aucune des précautions indispensables à leur propre préservation.

Aussitôt qu'un entrant est signalé ils le font déshabiller. Ils placent les vêtements dans les boîtes métalliques, les aspergent de quelques centimètres cubes de benzine ; puis, chaque boîte refermée est transportée à la désinfection.

Le malade, cependant, est étendu sur la table ou le chariot et on procède à la tonte générale des cheveux, poils, etc., dont les débris sont reçus sur une grande feuille de papier étalée à terre pour être brûlés immédiatement dans le foyer du chauffe-bain. Le nettoyage se complète par une friction sur tout le corps à l'aide d'une compresse imbibée d'eau chloroformée et un bain légèrement alcalin : pendant ce temps, l'infirmier lave à grande eau le sol de la pièce et termine par un rinçage à l'eau de Javel à 2 %. Le malade, essuyé avec des linges chauds, revêtu de linge et d'effets propres, est dirigé sur la salle désignée par le médecin de garde.

Dans le cas où, d'après l'avis du médecin de garde, le malade parasité ne pourrait pas prendre de bain, on lui ferait subir toutes les opérations de la tonte et on enduirait toutes les parties du corps dépouillées de leurs poils, d'une légère couche de vaseline au xylol.

RATS ET DÉRATISATION

(Circ. 1.161 C/7 du 8 mai 1915 ; 9.386/DA du 30 octobre 1915. — DANYSZ. Conférences sur la destruction des rats dans la région occupée par les armées. Maretheux, 1915).

Les rats, en dehors des dégâts matériels qu'ils causent, de la répulsion légitime qu'ils inspirent sont susceptibles de propager certaines maladies épidémiques : ce sont là autant de raisons d'entreprendre leur destruction.

A cet effet, divers moyens (virus, poisons, pièges, chiens ratiers), peuvent être mis en œuvre : les meilleurs résultats ont été obtenus avec le virus contagieux de DANYSZ, l'extrait toxique, le sulfure de carbone, la pâte phosphorée, l'acide arsénieux. Chacun de ces procédés à ses indications :

a) Le VIRUS CONTAGIEUX de DANYSZ (*Bacillus typhi murium*) est une culture vivante d'un microbe appartenant au groupe salmonella, intermédiaire par ses caractères au paratyphique B et au bacillus enteridis de Gærtner, et particulièrement virulent à l'égard des petits rongeurs.

Les aliments (lait, pain, viande), pollués par les déjections et les urines des rats ou souris malades peuvent causer des accidents à l'homme. Aussi *l'emploi du virus est-il absolument contre-indiqué dans les endroits où les rongeurs malades pourraient venir au contact des aliments.* On peut l'utiliser par contre dans les magasins, les dépôts de matériel ou d'habillement, les hangars, etc...

La durée de conservation est limitée et ne dépasse pas pratiquement quinze jours.

Pour préparer les appâts, on mélange le contenu du flacon avec deux fois son volume de lait bouilli, bien sucré et on y fait tremper du pain rassis, coupé en petits cubes de un centimètre environ de côté.

Tout flacon débouché doit être utilisé le jour même.

b) L'EXTRAIT TOXIQUE est un glycoside, la scillitine, retiré des oignons frais de scille. Il tue les rats par ingestion, à la dose de 1/10e à 2/10e de milligramme. C'est à lui qu'il convient de donner la préférence. La scillitine est rapidement décomposée par la plupart des microbes qui font fermenter les sucres ; aussi ne peut elle être conservée que dans un milieu stérile ; les appâts à la scillitine, exposés à l'air, perdent leur action raticide en trois ou quatre jours.

L'extrait que prépare l'Institut Pasteur, stérilisé à 120°, conserve ses propriétés plus de deux mois. Il est dosé de façon que 1 cm³, correspondant à 5 ou 6 grammes d'appât, suffise pour tuer à coup sûr un rat. Il n'est pas utile de le faire plus concentré parce qu'alors son goût amer serait trop prononcé et les rats refuseraient de le manger. Dans la préparation des appâts l'addition de lait sucré a pour but, précisément, de masquer ce goût amer.

Voici comme il convient de procéder :

1° Verser dans un récipient quelconque le contenu des bouteilles et ajouter, par bouteille d'extrait toxique, deux litres de lait bouilli et sucré (six morceaux de sucre par litre). Le lait peut être ajouté à chaud. On peut se servir de lait concentré, convenablement dilué. Dans le cas où il serait impossible de se procurer du lait, on peut le remplacer par la même quantité de bouillon de viande ou de déchets de toutes sortes suceptibles d'attirer les rats.

2° Faire couper du pain rassis en petits cubes en comptant environ 1 kilogramme de pain par litre de liquide (soit 3 kilogrammes de pain par litre d'extrait). Mélanger le pain avec le liquide et bien brasser le tout avec un bâton de façon que le pain soit également imprégné.

La préparation des appâts doit être faite dans la matinée, la distribution dans l'après-midi. Pour faire la distribution des appâts, se servir de cuiller en bois ou en métal.

Toute bouteille ouverte doit être employée dans la même journée.

c) La PATE PHOSPHORÉE se prépare en délayant dans une casserole 750 grammes de farine avec 750 grammes d'eau ; puis en ajoutant 8 grammes de phosphore blanc, coupé en petits morceaux. On chauffe le mélange, tout en remuant, jusqu'à dissolution complète du phosphore. A cette pâte, on ajoute enfin 150 à 200 grammes de graisse fondue et 100 grammes de sucre en poudre.

Quand la préparation est refroidie on en fait des galettes

de 1 centimètre d'épaisseur environ qu'on découpe en petits cubes. La pâte conserve ses propriétés toxiques pendant plusieurs semaines.

Elle est très toxique pour les chiens.

d) Le SULFURE DE CARBONE, dont les vapeurs tuent les rats en quelques minutes doit être réservé pour les emplacements où les rongeurs se sont creusé des terriers facilement accessibles.

Le procédé est des plus simples : on verse quelques centimètres cubes de sulfure de carbone sur un tampon de coton ou un chiffon quelconque ; on introduit ce tampon rapidement dans le terrier ; on le pousse aussi loin que possible avec une baguette flexible et on ferme l'orifice du trou avec de la terre.

Le sulfure de carbone est très inflammable ; mais pour éviter dans son emploi tout accident, il suffit de le manipuler avec les mêmes précautions que l'essence de pétrole.

e) Quant à l'ACIDE ARSÉNIEUX, c'est également une substance de choix ; mais sa toxicité exige la plus grande surveillance dans son emploi. Cette restriction faite, il est très économique, d'une grande efficacité ; de plus il s'oppose à la putréfaction des cadavres de rats empoisonnés.

On l'utilisera de la manière suivante :

Faire détremper, dans du bouillon, d'épaisses tranches de pain qui seront copieusement saupoudrées d'acide arsénieux. Avoir soin d'exposer cet appât sur des assiettes peintes, en rouge par exemple, pour éviter leur utilisation ultérieure.

Préliminaires d'une dératisation.

Pour obtenir, des procédés plus haut décrits, des résultats satisfaisants, il importe de faire précéder leur mise en œuvre de quelques mesures qui permettent d'attirer les rats d'une région dans certains endroits déterminés, et d'en évaluer le nombre. On y parvient en disposant de la nourriture aux mêmes lieux pendant huit à dix jours : les rats y viennent prendre leur repas en nombre chaque jour plus grand. Quand on les a ainsi rassemblés, on juge, en faisant varier l'offre de nourriture, la quantité maxima qu'ils en peuvent absorber : ce sera la quantité nécessaire et suffisante d'appâts à préparer.

Comme les rats ne se laissent guère reprendre là où leurs congénères ont trouvé antérieurement une fin prématurée, il est très important d'en détruire le plus possible en une seule opération. De là, les précautions qui précèdent.

La dératisation exige donc qu'on la poursuive avec méthode, suivant une certaine technique, à l'aide d'un personnel exercé. Aussi la circulaire 9.386/DA du 30 oct. 1915 préconise-t-elle la constitution d'équipes spéciales (1 sous-officier et 10 hommes) recrutées dans la section d'hygiène et de prophylaxie des G. B. C et, si besoin est, d'équipes supplémentaires fournies par les G. B. D.

Mesures adjuvantes d'hygiène générale.

On peut faciliter dans une très large mesure la lutte contre les rats en habituant les hommes à ne pas répandre autour d'eux les restes des repas et les déchets de toutes sortes qui servent de nourriture aux rongeurs.

Tous ces résidus doivent être soigneusement recueillis, incinérés ou enfouis.

TRANCHÉES

(Circ. 8291/DA du 15 octobre 1915).

L'hygiène des tranchées s'inspire des mêmes principes que celle des cantonnements ; elle n'en diffère que par la difficulté accrue des mesures d'application.

Le contact intime et permanent avec un sol souillé, le voisinage parfois des cadavres en putréfaction qu'on ne peut inhumer, la difficulté du ravitaillement et le rationnement de l'eau, en hiver le piétinement dans une boue semi-liquide et froide sont autant de causes majeures d'insalubrité auxquelles s'adjoint, pour entamer la résistance physique, la dépense d'énergie nerveuse et la privation de sommeil chez l'homme toujours aux aguets.

On s'efforcera tout au moins d'éloigner les causes d'infection par l'établissement correct de fosses collectrices des matières fécales (page 117) et par la projection sur les cadavres qu'on ne peut enlever, de substances antiputrescibles et désodorisantes dont le type est le sulfate ferrique (p. 144).

Le ravitaillement en eau potable doit se faire en même temps que le ravitaillement en vivres et munitions. Cette eau doit être apportée toute épurée : un approvisionnement en sera constitué dans de petits tonneaux ou des pots de laitiers.

L'emploi du charbon de bois et de l'alcool solidifié résout assez heureusement le problème du feu sans fumée. Ainsi on pourra réchauffer des aliments, préparer du thé, du vin chaud sucré. On flambera la ration d'eau-de-vie en « brûlot » réconfortant.

Contre l'envahissement de l'eau, le sol est creusé de rigoles ou de caniveaux s'ouvrant au dehors des tranchées ou aboutissant à des puisards d'où l'eau pourra être retirée et rejetée à l'aide de pompes ou de seaux ; en outre, on disposera par terre des claies ou des caillebotis, faits de planches clouées transversalement sur deux rondins parallèles. Les hommes, pendant leur faction, chausseront des bottes imperméables à semelles de bois, à tige de toile cirée.

Des abris creusés en mine protégeront l'homme, non seulement des projectiles, mais aussi des intempéries. Quelques-uns, au moins, seront pourvus de poêles ou de braseros.

Ce sont là des mesures minima. Malheureusement, la succession d'unités différentes dans une même tranchée nuit à son bon entretien. Ici, comme au cantonnement, l'homme se désintéresse de la propreté du lieu qu'il n'occupe que temporairement et lègue trop gaiement à son successeur le soin de remédier aux effets de son égoïsme et de son incurie.

TABLE DES MATIÈRES

A

B

C

D

E

G

H

I

O

P

R

S

T

U

V

W

X

Impr.-Libr. Militaire L. Fournier, 264, Boulev. Saint-Germain, Paris.

www.ingramcontent.com/pod-product-compliance
Ingram Content Group UK Ltd.
Pitfield, Milton Keynes, MK11 3LW, UK
UKHW021925230726
13925UKWH00007B/502

9 782013 680356